ステージⅣでも希望がもてる

がん温熱療法＋高圧酸素療法

体に負担が少ない！頼りになる12の療法

医学博士 松吉秀武 Hidetake Matsuyoshi

現代書林

【正誤表】

本文中に間違いがありましたので下記のとおり訂正します。

※本文１６ページ（冒頭）

（誤）「私は、熊本市内で耳鼻咽喉科・内科クリニックを開業している医師です」

（正）「私は、熊本県宇城市内で耳鼻咽喉科・内科クリニックを開業している医師です」

以上、関係各位に深くお詫び致します。

［編集部］

はじめに

医療は患者さんの「思い」に、本当に向き合っているか――

日本人の3人に2人は、がんと診断されます。そしてその半数は、がんによって死亡します。がんと共存することに成功し、がんのない人と同じようにふつうに長生きして、結果としてほかの死因で亡くなる人もたくさんいます。

人生の最後の時間をがん患者として生きることは、もはや決して特別なことではありません。ごくふつうのことなのです。

しかし、これだけたくさんの人ががんという病気を生きる現状で、がん患者さんたちは、みなさん悔いのない時間を過ごしているのでしょうか。がん医療の在り方に満足しているでしょうか。満足できないとしても、納得できているのでしょうか。

そこに私は、疑問をもっています。

自身の人生の終末を病気で迎えることは、とくに驚くことではないと思います。しかしその医療が患者にとって理不尽に思われるものであれば、患者さんは感情的に大きく揺さぶられるのが当然でしょう。不安、焦り、怒り、あるいは絶望といった、負の感情にまみれてしまいます。

そのようなやり場のない負の感情を医療が患者さんに与えているとしたら、とても悲しいことであるといわざるをえません。終末期を受け入れてハッピーに死ぬということは簡単なことではありませんが、せめて負のイメージから解放されて、その人なりの有意義な時間を過ごせる状態であるべきだと思います。

膨大な数のがん患者さんたちが受けている標準的ながん治療のやり方というのは、その点でどのような配慮がなされているでしょうか？　たしかに科学的な証拠（エビデンス）に基づいた治療を行うことは重要ですが、それを厳しく実行するために、患者さんや家族の思いを無視してもよいとは思えません。

当クリニックにもたくさんのがん患者さんが来院されますが、そうした患者さんたちの訴えを聞くまでもなく、私にはそこに小さからぬ疑問が残るのです。

私も、がん患者の家族だったという経験があります。

母方の祖母は、私が小学生のころに大腸がんで亡くなりました。病気が発覚したとき、両親をはじめ家族はみなひどく動揺しました。家族の不安そうな様子は治療が始まってからも変わらず、それは子ども心にも辛い日々だったことを覚えています。

身近で大切な人ががんになったとき、どのような治療を受けさせればよいのか。

たとえば標準治療では、手術後の再発防止のために、あるいは手術不能な患者さんに対して、強力な抗がん剤が使用されます。効果がなくなれば、別の抗がん剤が投与されます。抗がん剤は患者さんの正常な細胞もいためつけるので、それをくり返せば体力が落ちます。がんに打ち勝つために不可欠な、患者さん自身の免疫力が落ちてしまいます。

抗がん剤の必要性についての医師の説明は理解できても、患者さんは副作用の症状とともに自身のからだの変化も実感します。その様子は家族にもわかります。抗がん剤はかえって命を縮めることになるのではないか、主治医の治療方針でよいのか、ほかに助かる方法があるのではないか、そのような不安でいっぱいになるのは当たり前だと思います。

実際、少なくともこのような段階における抗がん剤治療には、がん患者を非がん患者に戻すような絶対的な効果はありません。抗がん剤で治ることはなく、ドライにいってしまえば、それは「時間稼ぎ」です。

もちろん時間稼ぎであっても、それが機能して「結局のところ死因はがんではなかった」ということになれば十分です。よくいわれるように、がんと共存しながらがん患者として残りの人生をほどよく生きることができれば、患者さんにとっても家族にとっても「治療成功」なのです。

しかし、がんの標準治療はそうは考えません。共存などという甘い考えはなく、厳しい抗がん剤投与によってがん細胞を叩こうとする治療オンリーの考え方です。そのために患者さんの免疫力が落ちても仕方がない、標準治療の抗がん剤治療に耐えられなくなったら、その患者さんは終わり、そういう治療です。

患者さんや家族がそこのところに不安を抱くのは当然でしょう。

患者さんと医療では、がん治療の最終的な目的が違っているように思えます。そこに現代医療が気づかないことが、がん患者さんの最後の時間が負の感情にまみれてしまうことに、私はつながっているように思えます。

このことは、ステージⅢの終わりからⅣで顕著になってきます。

抗がん剤は結果的にがんを完治させることができないので、最後には「これ以上、治療をしてもしようがない」という状態になります。標準治療が事実上不能になるのです。

そこで医師は「緩和治療」への移行をすすめます。抗がん剤の副作用で苦しむより、痛みを取ってできるだけ快適に過ごせるようにしたほうがよい、というわけです。もっともな話なのですが、それは患者さんにとってはきわめてリアルな「死の宣告」です。

抗がん剤の副作用は免疫力をはじめ全身の体力を落としますが、それはあくまで副作用ですから、治療をやめれば患者さんが元気になることも少なくありません。ふつうに生活することも可能です。そのような状態なのに、自分にはなぜ治療法がなく、「死の宣告」を受けなければならないのか。

その理不尽な思いは、家族も同じでしょう。

いちばん信頼できる、そこにすがるしかない現代医学に、自分は見放されたのだという絶望的な思いも、そこに加わってきます。それなら医学とは別のところに可能性があるのではないか、ただ緩和治療を受けて死を待つのは愚かではないのか、行動すればたとえ治らなくても「がんと共存」できる道が見つかるのではないか、患者さんや家族がそう考えるのは当たり前なのです。

その先にがん患者を食い物にする姑息な「業者」がたくさんありますし、詐欺のような

「商売」にひっかかって大金を失い、結局はなんの効果もなかったという事例も少なくないと聞きます。そこにも大きな問題があります。しかし、その背景にがん医療に対する患者さんや家族の大きな不信感があることも事実です。なにより、がん患者さんとその家族のみなさんの心情に対して、医療は「エビデンス至上主義」を楯に向き合っていない現状が、医療者として歯がゆくてなりません。

私は、現代医学のエビデンスに根ざしたがん標準治療を否定するつもりはまったくありません。がんと診断されたら、基本的には標準治療に従って治療を受けるべきです。

基本的にというのは、主治医によって微妙な判断の差はあるからです。そこでセカンドオピニオンを受けてみる価値はあると思いますが、基本的には標準治療を受けることが、がんからの生存に最も近い道になります。

その考え方のうえで、とにかく標準治療一辺倒で、たとえば「免疫療法などはおまじないと一緒だ」というような、患者さんや家族の思いをいっさい認めない、きわめて強硬な現代医学至上主義には、はっきりと強く反発したいのです。

標準治療を受けることが大事、しかし標準治療は万能ではない、医師はもっと柔軟な発想でがん治療に関わるべきではないか、そう思うからです。

私は耳鼻咽喉科領域の専門医ですが、腫瘍免疫の研究に携わった経験があります。がんの免疫療法は、いま再び大きく注目されていて、かつての研究成果が思い出されることもしばしばです。

そうした立場から、専門外の臨床医ながら、どうにも行き場のないがん患者さんの思いに応えたいと考えるようになり、効果が十分に期待できる標準治療以外のがん治療法を自身のクリニックで実践するようになりました。

本書では、当クリニックで実践している、標準治療以外のがん治療法について、どのようなメカニズムで効果があるのか、どのような研究成果があるのか、コスト的にどうなのか等々、患者さんや家族が気になる部分をわかりやすく述べてみたいと思います。

がん患者さんやそのご家族の参考になれば幸いです。

2018年8月

松吉 秀武

目　次 —Contents—

第2章 「免疫力でがんを治す」とはどういうことか

第3章 がん温熱療法＋高圧酸素療法は信頼できる代替療法か

第4章 保険でできる7つの療法で、がん治療はどう変わるか

第5章 さらに可能な5つの療法で、がんと共存できるか

序章

専門医ではない私がなぜ「がん治療」を始めたのか

効果があると期待できる治療法がある

耳鼻咽喉科の専門医の私が腫瘍免疫を研究

私は、熊本市内で耳鼻咽喉科・内科クリニックを開業している医師です。開業して10年、医師となって21年目を迎えました。

１９９７年に産業医科大学を卒業後、同大学病院耳鼻咽喉科で5年間の研修を積んだ私は、故郷の熊本に戻って、熊本大学医学部大学院の免疫識別学講座に入学しました。そこでは、がんの免疫療法に関連する腫瘍免疫の研究を行っていましたが、耳鼻咽喉科における「めまい」研究にたずさわるきっかけもいただきました。こうして熊本大学病院耳鼻咽喉科勤務を経て２００８年、現在の耳鼻咽喉科クリニックを開業しました。クリニックでは開業当初から現在まで、主に「めまい」の専門的な診断と治療を行っています。

とくに患者さんが多いにも関わらず放置されがちな「良性発作性頭位めまい（ＢＰＰＶ）」

は、心配のないめまいですが、まれに同様の症状が脳腫瘍やがんなどから起こっている場合もあるので鑑別診断は非常に重要です。また、良性の場合でも治療は専門的な検査・診断を基に行われなければなりません。私はその専門医として、診療にあたってきました。

患者さんの「思い」に応えたい

産業医科大学病院で研修を行っていたころ、また熊本大学病院での勤務医時代に、私は病棟医としてがん患者さんの主治医を数多く経験しています。みなさんが抗がん剤、放射線治療を中心とした患者さんでした。

もちろん、それぞれ専門の医師が別にいます。また、がんの手術については助手の経験もたくさんあります。実際に手術を行うのではなく、鈎引《こうひ》き（鉗子などを使って術野を広げる介助）、吸引などのお手伝いをするのです。

したがって私自身はがんの手術に関して実際の臨床経験は少なく、はっきり申し上げて「素人医者」です。その私が、なぜ「がん治療」を行うようになったのか。そのきっかけとなったのが、身内のがんでした。

クリニックを開業して5年が経過したころ、祖母ががんになり、私を含めた家族は右往左往しました。

祖母の予後は悲観的でしたが、本人はもちろん家族もあきらめきれません。それは当然です。しかし、その切実な思いはなかなか主治医に伝わりません。

私はこのことをきっかけに、腫瘍免疫の勉強をし直すようになりました。そして、実際に免疫療法をベースとしたがん治療をクリニックで行っていくことにしました。

腫瘍免疫の勉強を再開した私は、一医師として、自分の家族ががんになった場合と同じように、がん患者さんに対応しようと決心していました。それがなければ自分がクリニックでがん治療を行っていく意味がないからです。

さまざまな治療法の「費用対効果」を考える

患者さんや家族の「思い」とは何か。それは「治りたい」、そこに尽きます。あるいは、がんがあってもいいから共存できるようにして自分の人生をまっとうしたい、がんによる急激な死への道から逃れたい、そこにあるのだと思います。

それが実現できるのであれば、費用がかかっても仕方がない、そう考えるのは当然です。

しかし、がんの治療は標準治療でさえかなりの費用がかかります。保険診療では認められていない自由診療ともなれば、経済的に不可能というケースもあります。助かりたいという思いは同じように強くても、誰もが高額な治療を無条件に受けられるわけではありません。

私はがん治療を行うに際して、このような点でも相談に乗れる診療を行わなければならないと考えました。簡単にいえば、保険診療の範囲内での治療を希望される患者さんもいれば、保険外診療も含めたできる限りの治療を求める患者さんもいます。しかしその「思い」の強さは同じなんだ、ということです。

そうした患者さんたちのすべての「思い」に応えるためには、医師自身も提供する治療の「費用対効果」をよく理解し、患者さんに伝えなければなりません。患者さんや家族に対して、私自身のもてる知識と情報のすべてを提供し、患者さんのケースごとのベストの選択をしていただくしかないのです。

低コストな有効治療を重要視

効果あるものを追求していけば、患者さんが負担する費用はどんどん高額になっていく可能性があります。そう考えて、私は逆に低コストで可能な有効治療を優先して検討していくことにしました。

まず、保険適応である「電磁波温熱療法（高周波ハイパーサーミア療法）」について検討し、2015年2月に機器を導入しました。本書ではわかりやすく「がん温熱療法」と称します。くわしいことは後述しますが、がん温熱療法には抗がん剤治療や放射線治療の効果を増強する作用があります。このことから、放射線治療前、抗がん剤治療中に、がん温熱療法を受けに来られる患者さんがふえてきました。

また、保険診療ではありませんが、費用対効果としてはある程度のメリットが見込まれる「丸山ワクチン療法」を開始しました。

さらに、科学的根拠があり、クリニック内で細胞培養を行う必要のない「自家がんワクチン療法」を開始しました。クリーベンチ、コニカルチューブ、マイクロピペット、遠心分離機などの機器を購入して扱っていると、大学院生時代を懐かしく思い出しました。

2014年には、悪性黒色腫に対して、「免疫チェックポイント阻害剤」（ニボルマブ、商品名「オプジーボ」）が保険適応となりました。当時の保険適応は悪性黒色腫のみでしたが、同疾患以外のがん患者さんから「早く治療を受けたい」との要望がありました。しかし、ニボルマブは国内で購入することはできません。そこで個人輸入によって手に入れ、保険外診療として投与を行いました。

さらに、少しでも保険診療内での治療効果を向上させるために、白血球上昇効果やがん細胞に対するアポトーシス（がん細胞の自殺）効果がある「セファランチン」という脱毛症などに使われる薬を積極的に使用するようにしました。

そして免疫力向上のために「補中益気湯《ほちゅうえっきとう》」、制御性T細胞を抑制するために「十全大補《じゅうぜんだいほ》湯《とう》」などの漢方薬も使用しています。

一般的に胃薬として広く使われている処方薬にも有効な作用が認められているものがあることも知りました。胃粘膜保護剤である「セルベックス」にはがん温熱療法（高周波ハイパーサーミア療法）の効果を高める作用があります。また、胃酸分泌抑制として作用する「シメチジン（タガメット）」には抗腫瘍作用があるということを知りました。そこでがん温熱療法を受ける患者さんで胃薬が必要な患者さんには「セルベックス」と「シメチジン」を内服していただくようにしました。

患者さんの選択肢をふやすことが大事

私は、科学的な根拠のある標準治療を否定していません。まずはがん専門医の診断と治療方針を聞き、それに従って治療を進めるべきであることはいうまでもありません。

しかし一方で、私は科学的根拠のないものはすべて「まやかし」であるとも考えてはいません。それは、たまたま国が認めるような科学的な根拠を明示できていないだけで、実際に効果がある可能性もあるからです。効果の科学的根拠は得られていないが、同時に効果がないという科学的根拠もないわけです。

国が承認できるレベルではなくても「効果がある」という研究報告のある治療法はたくさんあります。実際に効果が認められた症例があれば、当然患者さんは使ってみたいと思うでしょう。

患者さんにとっては、科学的根拠よりも、自分に効くのか効かないのかが重要です。それはやってみなければわからない、という面もあります。しかし、それは抗がん剤も同じです。効果があればそれでＯＫです。患者さんの立場に立つクリニックの医師として、私もその考えなのです。

健康食品などはほとんどが効果のないものかもしれませんが、なかにはがんに対する効果が認められたという報告があるものもあります。たとえば、海藻のもずくから抽出される「低分子フコイダン」にはアポトーシス（がん細胞の自殺）作用があると九州大学の白《しら》畑實隆《はたさねたか》名誉教授によって発表されています。

薬としての科学的根拠は示されていませんが、私が医師として患者さんに推奨できる根拠はあると考え、低分子フコイダンも患者さんにおすすめするようにしました。もちろん、購入して飲用するかどうかは患者さんの判断にゆだねています。

そして2018年6月には、クリニックに高気圧酸素治療装置を導入しました。高圧酸素療法は放射線または抗がん剤治療と併用することで保険適応があります。これにも大きな期待を寄せています。

本書では、右にあげたような当クリニックで行っているがん治療を中心に、「もうできる治療はありません、緩和治療に移行する準備を整えてください」といわれた患者さんでも行える治療について、解説を進めていきたいと思います。また、これらの治療を標準治療と併用することにより、治療効果の向上、副作用の軽減も見込まれます。

費用対効果を考えてどのような治療に取り組むべきなのか（あるいは取り組まないのか）について、患者さんや家族の選択肢をふやし、その判断の一助となるように説明できたらと考えています。

大学院時代に行っていた腫瘍免疫の研究について

樹状細胞を使った腫瘍免疫の研究

本論に入る前に、私が研修医勤務ののちに大学院で勉強した「免疫識別学」とはどういうものか、簡単に説明しておきたいと思います。

当時（２００１年）、腫瘍免疫の世界では「Ｔ細胞（白血球の一つ）を活性化させて腫瘍（がん細胞）を攻撃する」という発想が主流でした。私はそのような腫瘍免疫の研究を行いながら、さらにそのための遺伝子導入技術も学びたいと考えました。また西村泰治《にしむらやすはる》教授（熊本大学大学院医学薬学研究部・免疫識別学分野）の人柄にもひかれ、同講座に入学しました。

西村教授は、あとでくわしく述べる主要組織適合遺伝子複合体（ＭＨＣ）とＴ細胞受容体の関係性をさぐる研究の第一人者でした。簡単にいえば、体内をパトロールしている免疫細胞であるＴ細胞は、どのようにして「敵」を見つけて攻撃態勢を取っていくのか、という研究です。

また同講座の千住《せんじゅう》覚《さとる》准教授は、いまがんの免疫療法で注目されている樹状細胞（がん細胞を食べ、その目印をほかのリンパ球に提示する免疫細胞）の専門家です。当時は最先端の研究材料だったマウスＥＳ細胞に電気穿孔法によってさまざまながん抗原遺伝子をＥＳ細胞内に導入し、樹状細胞へ分化誘導する仕組みを確立されていました。さらに、この樹状細胞をマウス体内に注射し、遺伝子導入したがん抗原を攻撃するＴ細胞や、これを手助けするＴ細胞を活性化させることに成功されていました。

私は千住准教授のもとで、マウスＥＳ細胞にがん抗原遺伝子と、Ｔ細胞を引き寄せる作用があるケモカイン遺伝子をともに導入して、分化誘導した樹状態細胞を用いた腫瘍免疫の研究を行い、これによって２００４年に学位をいただきました。

樹状細胞ワクチン療法の可能性

最近のがん治療のトピックスとして、ニボルマブ（抗ＰＤ－１抗体薬、商品名「オプジーボ」）という薬があります。

がん細胞というのは、もともとＴ細胞による免疫力から逃れる仕組みをもっていて（また免疫システムのほうにもT細胞の免疫力を抑える仕組みが備わっていて）、そのためにいくらT細胞ががん細胞を識別して攻撃態勢を取るようになっても、がん細胞は元気なまま増殖を続けられる、ということがわかっていました。この「がん細胞が免疫細胞の攻撃から逃れる仕組み」を阻害する作用をもつ薬がオプジーボです。

オプジーボ開発の動機は、がんの暴走を止める力にはブレーキがかかるようになっているので、そのブレーキを外すような薬を開発すればいいのではないか、というものです。これは現在、腫瘍免疫の主流となっている考え方です。

しかし、私が当時行っていた樹状細胞の研究というのは、このような「免疫のブレーキをはずす研究」とはまったく逆方向のものでした。つまり、がんになるのは患者さんの免疫力が衰えているためなのだから（免疫力にブレーキがかかってしまう現実はそのままに）、さらに強い免疫力を樹状細胞によって導入すれば、がん細胞をやっつけることができるだろうという、いわば「免疫強化一辺倒」の研究でした。これは、サイドブレーキが引かれたままアクセルを踏むようなものです。

オプジーボは科学的根拠が認められ、日本では2004年から新薬として認められました。また、同様の作用をもつイピリムマブ（抗CTLA-4抗体、商品名「ヤーボイ」）も、その翌年には承認されました。これらの薬は、免疫チェックポイント阻害剤（免疫抑制解除療法）と呼ばれています。

一方で、私が研究対象としていた樹状細胞による療法（樹状細胞ワクチン療法）は、日本では現在のところ健康保険適応として認可されていません（米国では、前立腺がんに対してのみ樹状細胞ワクチン療法が承認されています）。

しかし樹状細胞を用いた療法も、まったくエビデンスのない治療というわけではありません。可能性としては、有効な免疫療法となりうるものです。たとえばオプジーボなどのブレーキをはずす治療と併用することで、その効果はより高まる可能性があり、今後の研究に大きな期待が寄せられています。

また、そもそもがんを攻撃するTリンパ球が体内にしっかりと存在すること（つまり患者さん自身の免疫力の強度）が大切なのですから、全般的に、がん治療では樹状細胞ワクチン療法によってそのベースをつくっておくことは重要と考えられます。

したがって保険対象外の治療ではありますが、この樹状細胞ワクチン療法についても当クリニックでは推奨しています。このことも後述します。

私の立脚点をざっと述べたところで、もう少し順を追って説明していきましょう。

第1章

抗がん剤治療だけでがん生存率は高まるのか

「抗がん剤至上主義」と「がん縮小至上主義」のがん治療

標準治療を否定してはいけない

3人に2人ががんという現代、がんは決して特別な病気ではありません。40代前の若い人ならともかく、50代以降の現代日本人では、がんは「ごくふつうの病気」ともいえるでしょう。

それでも、がんは放置しておけば急激に死に向かう怖い病気です。治療法が進歩して、がんになってもがんでは死亡しない（がんをもちながらもふつうに暮らしていける）患者さんもふえていますが、最初に「がんです」と診断された患者さんやその家族の気持ちは、決して平穏ではありません。不安と恐怖でいっぱいになるのが当たり前です。

これだけたくさんの人ががんになって、一方でたくさんの人ががんを克服あるいはがんと共存できているのに、告知された患者さんの不安は治療中もずっと続いていきます。それはなぜなのだろうと、私は思うのです。

私は、がんになったら標準治療を受けるべきだと考えています。手術はしない、抗がん剤治療も放射線治療も受けない、民間療法で治す、そう考える患者さんもなかにはいますが、決しておすすめしません。基本的には、主治医のいうとおりに標準治療を受けることがかんの克服（あるいは共存）につながることは間違いありません。

しかし、そのうえで私は、患者さんの不安が消えないのは標準治療を行っている現在のがん医療にも少なからず原因があるのではないかと思っています。

簡単にいえば、がん専門医は権威ある医学の科学的根拠のある成果（つまり標準治療）に「こだわりすぎ」だということです。

がんという病気を科学的に見て標準的な治療を行うことは重要で正しいことではあっても、臨床的には、それを患っているのは一人ひとりの患者さんです。目の前にいる患者さんは、偉大で神秘的な（科学的にすべて解明されているわけではない）ヒトの生理によってそれぞれの生命を維持し謳歌している、生身の人間です。

その生命全体のことを忘れて、がん細胞しか見ない、がん組織だけを相手にしようとしていることに、大きな問題があるのではないかと思うのです。

標準治療に固執するがん専門医

具体的にいえば、がん専門医はがん治療のガイドラインに沿うことしか考えていないのではないか、ということです。それがどのような弊害を生み出しているでしょうか。

ガイドラインというのは、さまざまな病気に対する標準的な治療法です。がんの場合は、この種類のがんにはこの抗がん剤治療を行い、それが効かなければ次にこの抗がん剤治療を行う、用量は患者さんの体重あたりどのくらい、投薬と休止のスケジュールはこのようにと、すべてマニュアルとして決められているわけです。なぜなら、そのやり方（治療法）こそが科学的根拠のあるやり方だからです。

しかしそこでは、治療を受ける患者さんの体力についてはあまり注意されません。抗がん剤治療であれば、抗がん剤でがん組織を叩く、小さくする、それが唯一の目的です。ガイドラインというのはマニュアルですから、その一点しか見ていません。副作用については注意はされますが、その注意は最低限のものです。

しかし、どのような病気も患者さんの「もとの元気な状態に戻ろうとする力」によって治癒（寛解）に向かうのです。薬はそれを助けるものです。そういうことは当たり前すぎて、いちいちガイドラインに書かれていません。マニュアルとはそういうものです。

しかし、それを臨床で実際の診療に利用する場合には、医師がそれぞれの患者さんのケース（免疫力など）を考えて、「サジ加減」を行うのが当たり前ではないかと思います。それが標準治療にはなく、がん専門医にもできていないのです。行おうともしていません。

たとえば、がん治療においては、患者さんの免疫力の指標である「NMR値」が重要であることがわかっています。これは白血球（免疫細胞）における、リンパ球と好中球の割合を示す値です。NMR値が高いほど、リンパ球に比べて好中球の数が多い（リンパ球の割合が少ない）ということで、これはがん細胞に対抗する全身の免疫力が弱っていることを示しています。つまり、NMR値が高いほどがん治療の予後も悪くなる、ということがわかっているのです（第2章参照）。

しかし、個々の患者さんのNMR値に注意しながら標準治療を行うがん専門医は、ほとんどお目にかかることができないはずです。標準治療に固執するがん専門医はむしろ、がん治療に患者自身の免疫力などは何の役にも立たないくらいに考えているので、たとえNMR値とがん治療の予後の関係を示す論文を知ったところで、臨床ではそのようなことは意に介さないでしょう。

たしかに、患者さんの免疫力を上げることで、副作用なくがん組織に対抗する従来の免疫療法には確実な効果は認められませんでした。抗がん剤の効果には、確たる科学的根拠があることも事実でしょう。しかし、それとこれは別のハナシです。

従来の免疫療法が効果がなかったからといって、それががん治療において患者さんの免疫力は意に介さなくてもよいという根拠にはなりえないはずです。

がん治療の基本は免疫力です。注目すべき論文として、がん抗原を認識したことがないT細胞を活性化させることができる唯一の細胞である樹状細胞上に発現しているTLR4（Toll-like- receptor-4）を遺伝子操作にて機能を喪失させると、樹状細胞の機能が低下します。このことで抗がん剤や放射線治療の効果が低下することが報告されています（Nature medicine, 2007）。

標準治療をベースに全人的治療を

標準治療のガイドラインでも、患者さんの免疫力を注意している点はもちろんあります。それはたとえば「白血球の数が一定を下回ったら抗がん剤治療はできない」という形で出てきます。白血球の数が3000以上、そのうち好中球は1000以上ないと抗がん剤治療はできないのです。

「抗がん剤治療ができなければ何もできない」という状況では、医師はお手上げになります。すると医師は「それなら抗がん剤治療ができるようにしなければならない」と考え、「薬で抗がん剤治療ができるレベルまで白血球数を上げよう」という発想に行き着きます。

しかしこれは、抗がん剤治療に固執するがん専門医の無茶な発想です。白血球数が下がっているということは、患者さんの体力が落ちている証拠です。その結果、全身の免疫力が落ちて抗がん剤治療もできなくなっているのです。

問題は単純に白血球の数ではありません。それなのに、白血球をつくる骨髄に作用する薬で数だけふやしても、患者さんの体力は抗がん剤に打ち勝てるようにはなりません。ただ数合わせで抗がん剤治療ができるようにしているだけです。

つまり、がん専門医は自分が行うべき標準治療のこと、いい換えればがん組織をいかに叩いて小さくするかだけを考えていて、患者さんを全人的に診療していないということになると思うのです。

ですから、がん専門医は「科学的根拠のある標準治療をそのまま（徹底的に）行ってダメなら、その人は助からない」とクールに考えてしまいます。治療する手段がなくなったら、実際のところあとは死を待つだけなのだから速やかに緩和治療へ移行すべきである、心身の手厚いケアによって残りの時間をできるだけ質のよいものにすべきだ、そのような手順が標準治療の流れです。その手順しか見ていないのです。

その結果が、多くのがん患者さんや家族が不安に思っていること、恐れていることにつながっているのではないかと私は考えています。

抗がん剤、ほんとうに大丈夫なの?

抗がん剤が患者さんの免疫力を下げることは、患者さんもよく知っている事実です。抗がん剤治療を受ける患者さんのすべてが、そこに不安を感じます。医師はその不安に対して、個々の薬剤における既存の科学的根拠から「大丈夫」という説明をします。

しかし本当に「大丈夫」なのでしょうか? 実際には、抗がん剤によって急激に体力(免疫力)を落として危険な状態になる患者さんはたくさんいます。

「がん組織を小さくする」という目的に固執すれば、抗がん剤の科学的根拠は(標準治療のガイドラインは)妥当なところなのかもしれません。しかし、標準治療における強烈な抗がん剤投与によって血液中のT細胞(がんに立ち向かう免疫細胞)を含めたリンパ球の数が1000以下になると、患者さんの免疫力は激減します。そうなると抗がん剤投与をやめても回復しなくなることが多々あります。

それは抗がん剤による仕方のない副作用と説明されますが、細胞性免疫能の観点からすれば、もはや生命の危険レベルなのです。

このような治療は、客観的に見ると「抗がん剤至上主義」にしか映りません。

「抗がん剤至上主義」が患者を殺している?

私自身、研修医だったころ、主治医として強力な抗がん剤の「功罪」をいやというほど見てきました。その経験は、いまも重苦しい過去として思い起こされます。

たとえば、上咽頭がんの患者さんに対して、シスプラチン（CDDP）と5-FUという2種類の抗がん剤を標準量にて反復投与しました。もちろん標準的治療です。しかし、間もなくSIADH（バゾプレシン分泌過剰症）という低ナトリウム血症を起こす病気を誘発し、体内の電解質バランスがくずれ、結果として脳出血を起こして死亡しました。

また手術不能の下咽頭がんの患者さんに対して、タキソテール、5-FU、シスプラチンという3種の抗がん剤を併用し、さらに放射線治療が行われました。すると副作用としてひどい下痢を起こし、脱水状態から腎前性腎不全となり、血液透析が必要な事態となってしまいました。

当クリニックでの経験もあります。高熱で受診された患者さん（30代・女性）を地域の基幹病院に紹介したところ「急性白血病」と診断され、標準治療として抗がん剤治療が行われました。ところが、投与された抗がん剤の強力な作用によって、たくさんのがん細胞が急激に死滅したため「腫瘍崩壊症候群」になりました。がん細胞が短時間に大量に死滅すると、壊れたがん細胞から核酸などの物質が大量に血流中に放出されるため、重篤な障害が起こるのです。その患者さんはこのために急性の脳幹出血を起こし、死亡しました。

また、非小細胞性肺がんの患者さん（50代・女性）は、主治医による治療の開始までに期間があったため、当クリニックを訪れてがん温熱療法（高周波ハイパーサーミア療法、後述）を数回施行しました。その後、総合病院で数種類の強力な抗がん剤を投与されたのですが、急激に免疫力が低下したため、全身の骨に転移が起こってしまいました。間もなく病的骨折を起こして寝たきりとなり、最後は誤嚥性肺炎を起こして死亡しました。

あるいは、子宮体がんと診断された50代の女性は、当クリニックでがん温熱療法を行いながら、基幹病院で標準的な抗がん剤治療を複数回受けました。ところが、白血球（好中球）数が500程度となり、免疫力が急激に落ちたため、重症感染症を起こし、それによって死亡しました。

がんの標準治療が推奨する抗がん剤治療（種類、用量）を行ったことによって急激に全身状態が悪くなり、緩和医療に移る間もなく死亡する患者さんは決して少なくないはずです。そのことは、患者さんや家族も知っています。

がんの標準治療は危険かもしれない。その、だれも解決してくれない疑問は、がんの標準治療を行っている患者さんや家族をどれだけ不安にさせているでしょうか。

標準的な抗がん剤治療は、本当に効果があるのか

患者さんは心から信頼しているか

薬にはすべて、副作用の危険があります。しかし、だからといって薬剤を否定するのは愚かなことです。副作用が問題なければ、薬の効果が得られるからです。

抗がん剤も同じで、もしも副作用がほかの薬剤と同じように軽度であれば、抗がん剤至上主義も大いに受け入れられるものです。実際、悪性リンパ腫や白血病などの血液がんに対しては抗がん剤の効果は高く、副作用の程度を考えてもそれなりの治療成績を認められます。患者さんを救うすばらしい治療です。

しかし、多くの固形がんは、そこまではっきりした効果は得られません。それでも、がん専門医が「がんさえ縮小させられればOK」という「がん縮小至上主義」をつらぬき、副作用を無視した抗がん剤治療を行えば、あとで待っているのは患者さんの苦痛と絶望です。少なくとも、患者さんが治療に期待するものを得られる可能性はきわめて低いといわざるをえません。

患者さんががん治療に期待するものとはなんでしょうか? 体内のがんをすべて殲滅できればそれに越したことはありませんが、それが無理なら、せめてよりよいQOL (Quality of Life = 生活の質) を保ちながらの延命ではないでしょうか。

専門的にはそれは「寛解」と呼ばれます。病気自体が治ったわけではなく、がん組織は依然としてからだに存在し、また再発・転移の可能性もありますが、とりあえず問題となる症状や障害は現れておらず、生活に支障を来すことがない状態です。

がんという病気は、そこへ導くことが可能です。この状態は、患者さんにとって、一つの目標だと思います。

そこに到達する希望の光を、がん専門医のがん縮小至上主義・抗がん剤至上主義によって台無しにされてはたまったものではない、それが患者さんの正直な気持ちではないかと思います。その気持ちが強くあるために、がん患者さんや家族は、標準治療ゴリゴリの主治医に対して完全な信頼を置くことができないのではないでしょうか。

少なからず、そのような現実があるように感じられます。

抗がん剤は効果がない？

抗がん剤療法というのは、はたして効果があるのでしょうか。その答えは、効果というものをどのように考えるかによります。

一般的に抗がん剤による治療（化学療法）というのは「がんを治す治療」と思われているかもしれませんが、結果として、抗がん剤でがんが治ることはまずありません。むしろ抗がん剤治療を標準的にエスカレートしていくと、最終的には必ずステージⅣまで行きつきます。それからは現代医学では緩和治療に移行することになるわけですから、結局は死に至ることになるわけです。

もちろん、その前に手術や放射線という手段が有効である場合もたくさんあります。もしもステージⅡであれば、そうした治療で治る見込みもあります。しかし、その段階で抗がん剤だけで完治することは、あったとしてもごくまれです。

つまり抗がん剤は、ほとんどのケースで治癒（寛解）を目指した治療ではなく、延命を目指した治療なのです。しかし、延命治療であるはずなのに、自分自身の免疫力を落とすなどの重大な副作用によって、逆に患者さんの命を短くしているケースさえ珍しくありません。そこに気づく医師は少ないのです。

「低用量抗がん剤療法」という発想

なぜ、がん専門医は抗がん剤至上主義を取るのか疑問に思えてなりません。がん専門医が行う標準治療というのは、抗がん剤の効果ばかりを過大評価しているのです。

これは抗がん剤が悪い、という意味ではありません。使い方を間違えている、ということです。抗がん剤は副作用も強いし、完治を見込めるわけではない。それならば、（代替医療も含めた）さまざまな治療との組み合わせで、治療法のワン・オブ・ゼムとして活用することを考えてもよいのではないでしょうか。

抗がん剤によってがん細胞を叩くことだけを考えないで、患者さんの全体を考えながら、がん治療全体の一助となるように抗がん剤を利用する発想があってもよいのではないでしょうか。

たとえば、抗がん剤を標準よりも少量で投与することによって、患者さんの免疫力を落とすことなく、がん細胞を縮小させるという方法があります。

基幹病院でがん専門医として活躍したのちに自身のクリニックを開業した「がん診療医」である三好立先生《みよしたつ》は、標準医療の厳しい抗がん剤療法の枠からはずれて患者さんと向き合った結果、患者さんに合った数種類の抗がん剤をごく少量で投与する独自の治療法を実践されるようになり、成果を上げられています（低用量抗がん剤治療、くわしくは第3章で述べます）。

抗がん剤ですべてを解決しようとしなければ、当然、三好先生のようなアプローチを選択するようになるのが自然です。それは第一に、副作用が少なく、患者さんのからだ（免疫力）をいためつけないからです。それでも抗がん剤の効果は上がるのです。

そうしたやり方で、がんとは「引き分けにもち込む」ような治療こそ、結局は寛解さらに治癒への近道なのだと三好先生は提唱しています（『がんは引き分けに持ち込め』三好立著・セブン&アイ出版）。

それでは次に、患者さんの負担をより少なくするという点で発想が似ている「分子標的治療薬」についてまとめておきます。ひと言でいえば、がん細胞の増殖や転移を行う特定の分子だけを狙い撃ちにする治療薬です。

進行がんでも根治の見込みがある分子標的治療

非小細胞性肺がん根治の可能性が出てきた

肺がんは日本人のがんの中で、最も死亡数が多いがんです。年間11万人以上が発症し、7万人以上が死亡します。かつては、ほかの臓器に転移したり再発したりすると、治療の選択肢はほとんどありませんでした。

最近では非小細胞性肺がんに対してはさまざまなタイプの分子標的治療薬が登場し、他の臓器のがんと異なり、進行がんであっても一部の遺伝子変異をもつ患者さんでは根治の可能性が広がってきており、５年生存率も延びると期待されています。

現在、進行性非小細胞性肺がんに対して使用できる分子標的治療薬には２系統の治療薬が存在しています。ＥＧＦＲ（上皮増殖因子受容体）遺伝子変異をもつタイプに対してはＥＧＦＲ-ＴＫＩ（ＥＧＦＲチロシンキナーゼ阻害剤）が有効とされています。ＡＬＫ融合遺伝子をもつタイプにはＡＬＫ阻害剤が有効とされています。ただし、両者とも早期にがん細胞が耐性化を獲得することが問題となっています。

最初に登場したのは２００２年に登場した分子標的治療薬「イレッサ」です。この治療薬の登場で非小細胞性肺がんⅣ期でも延命が期待できるようになりました。しかし、抗がん剤と同様に根治は見込めず、必ず死を迎えます（**図1**）。

図1　イレッサと抗がん剤の無増悪生存率比較

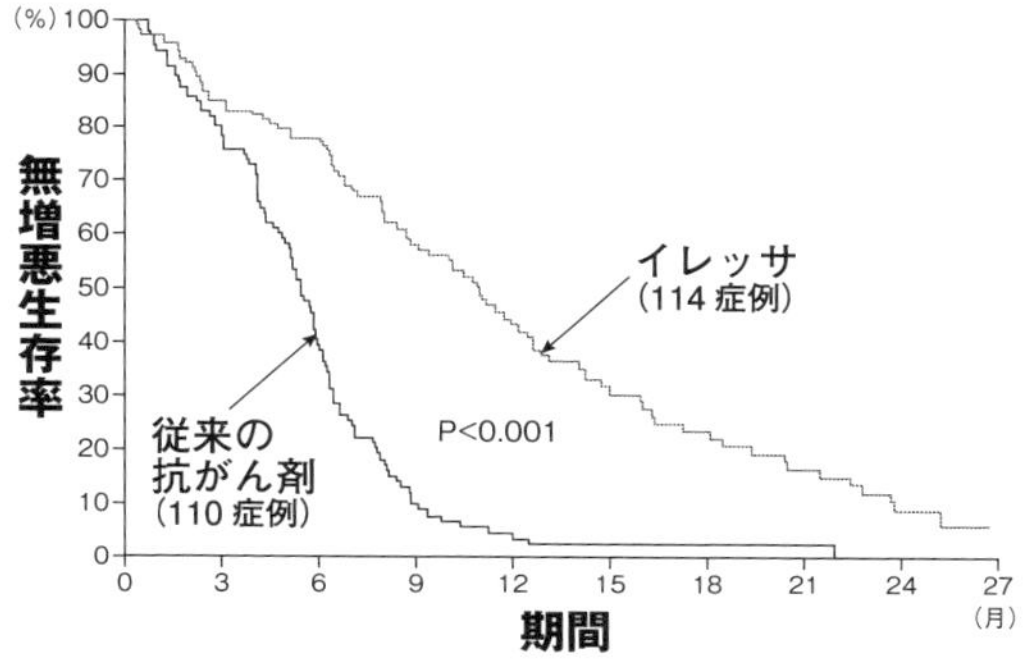

従来の抗がん剤治療では必ず死亡するが、ある分子標的治療薬を使用するとある程度の延命は望めるが、抗がん剤同様、必ず死亡する

分子標的治療薬は、がんの増殖を促す特定の「ドライバー遺伝子」をもつ細胞だけに働き、正常細胞には影響しにくいことが特徴です。あらゆる細胞の増殖を抑える従来の抗がん剤に比べ、効果が高く副作用は少ないとされています。

分子標的治療薬は、標的となる遺伝子に変異があるがんに投与します。

図2　タグリッソとプラチナ製剤＋アリムタの無増悪生存率比較

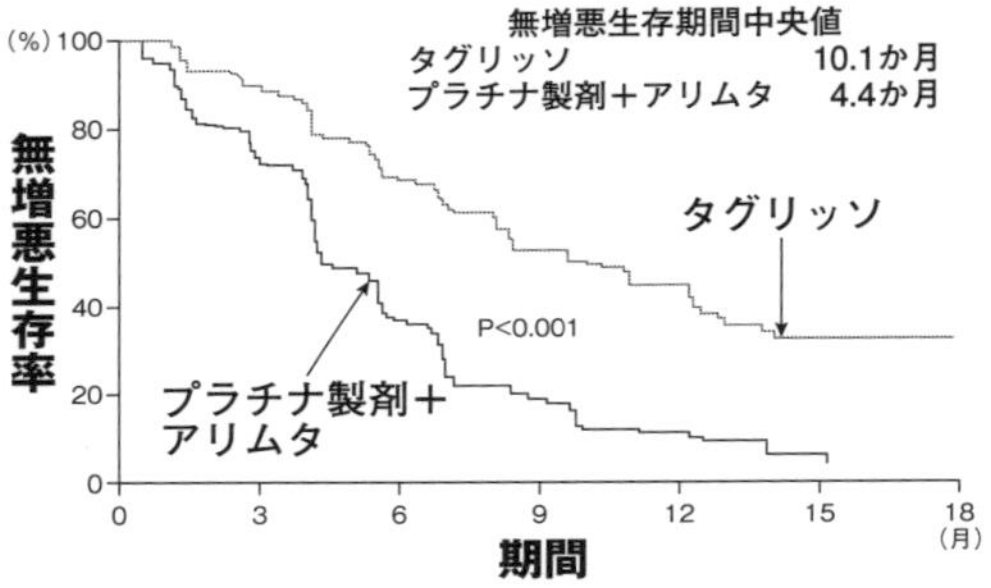

EGFR 遺伝子変異をもち、耐性遺伝子（T790M）をもつ非小細胞がんでは、「タグリッソ」という分子標的治療薬は約30％程度の根治が見込める

イレッサは「EGFR」と呼ぶドライバー遺伝子に変異があるがんが対象です。肺がん全体の約6割を占める肺腺がん患者のおよそ半分の患者さんが治療対象となります。イレッサの登場以降、分子標的治療薬が次々と開発されました。肺がんでは少なくとも8種のドライバー遺伝子が見つかっており、これらをターゲットにした臨床試験が進んでいます。

耐性がんへの対策が課題

一方、課題も見えてきました。投与するうちに薬の効きが悪くなり、再びがんが増殖し始めることが多いことです。イレッサは1年〜1年半で耐性が生じます。イレッサ耐性の約6割は「Ｔ７９０Ｍ」という遺伝子の変異が原因です。

「タグリッソ」はこの変異で耐性になったがんの治療薬で、２０１６年3月に承認されました。第3世代不可逆的ＥＧＦＲ－ＴＫＩであるタグリッソは２０１７年の報告（Mok TS, et al: N Engl Med. 2017）で**図2**のように無増悪生存期間中央値がタグリッソ単独投与群で10・1か月、一方、プラチナ製剤＋アリムタ投与群では4・4か月であり、タグリッソ投与群が有意差をもって、無増悪生存期間中央値が延長していました。

また興味深いことにタグリッソ投与群では投与後14か月以降、約30％の症例で無増悪生存率の低下を認めず、根治が見込まれています。

またＡＬＫ融合遺伝子陽性非小細胞肺がんは

図3　ザーコリとアレセンサの無増悪生存率比較

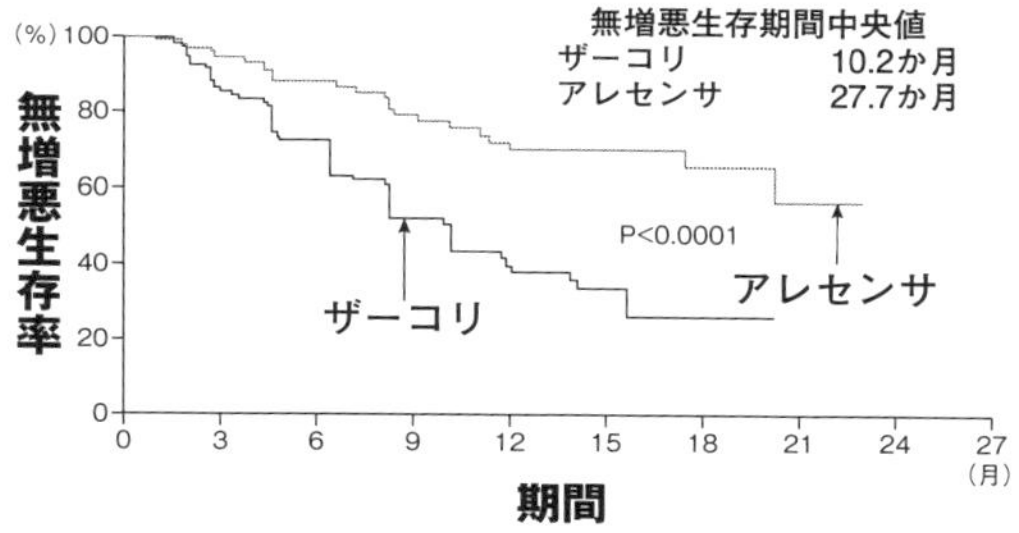

ALK 融合遺伝子陽性非小細胞性肺がんについては、ALK 阻害薬に対して耐性となっても「アレセンサ」という分子標的治療薬を使えば約50%の症例にて根治が見込める

図4　非小細胞性肺がんに対する抗PD-1抗体の全生存率

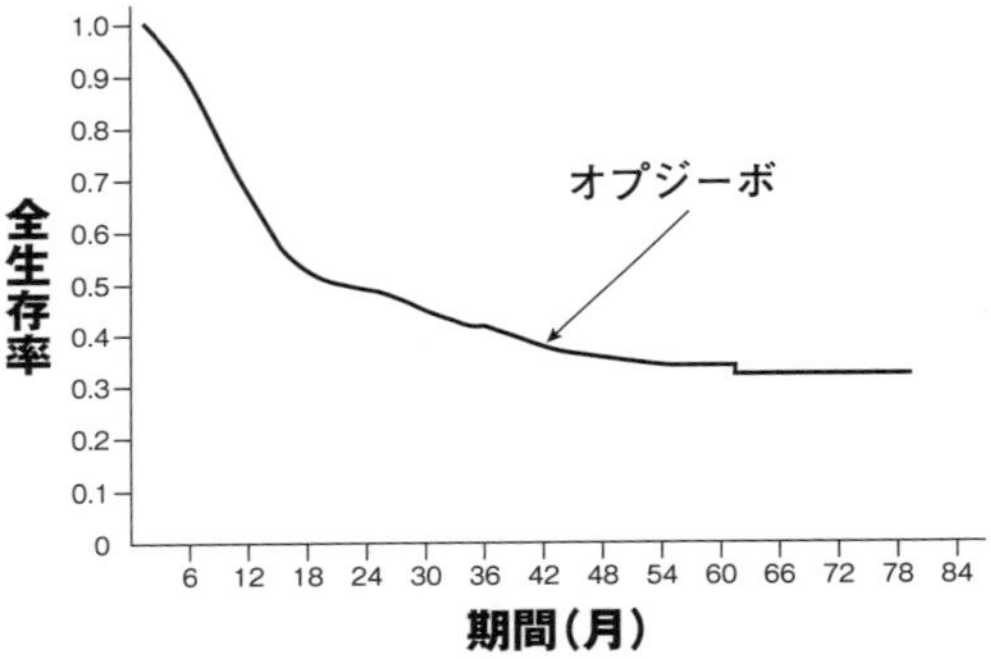

Adopted J Wolchok ASCO 2016

分子標的治療薬や抗がん剤では長期間後にはゼロになった生存率が免疫チェックポイント阻害剤を使うことで横ばいの状態を維持することができるようになった

肺がんの3~5%とされています。ALKはがん細胞の増殖に必要な信号を細胞内に伝える役割があり、この部分と他の遺伝子が融合すると、常にがん細胞が増殖する状態になってしまいます。

2012年に承認されたALK阻害薬である「ザーコリ」は、投与から1年ほどで効かなくなる例があります。こうした耐性がんへの対策が現在進んでいます。

2014年に承認された「アレセンサ」は**図3**のように無増悪生存期間中央値がアレセンサ単独投与群で27・7か月、一方「ザーコリ」単独投与群では10・2か月であり、アレセンサ投与群が有意差をもって、無増悪生存期間中央値が延長していました。また興味深いことにアレセンサ投与群では投与後24か月以降、50%程度の症例にて無増悪生存率の低下を認めず、根治が見込まれます。

さらに、免疫チェックポイント阻害剤（188ページ）と同様に非小細胞肺がんの患者さんで分子標的治療薬でも一部の症例では根治が望めることを示し、抗がん剤では根治を目指すことは困難であることがわかっています（図4）。

末期と緩和をつなぐ治療がない

標準治療の目的は高く、厳しい

すべての人が健康保険に加入している日本では、がんの疑いが発見され、診断が確定し、治療が始まるまで、ほぼ標準的な道ができています。そして治療の内容にしても、どのようながんにはどのような治療法があるのか、どのような治療計画が立てられるのかも、標準的な方法が確立されています。これまで述べてきた「標準治療」です。

一般的に、まだ転移していない段階で、ほぼ完全に病巣部を切除できる場合には、手術療法が優先されます。しかしすべてを完璧に切除できることはまれですし、その保証はどこにもありません。そこで放射線治療や抗がん剤治療を行います。

このような治療がうまくいって、経過を見ながらも治療なしで5年、10年と元気に暮らせるようになる人もたくさんいます。しかし、再発する可能性も決して低くありません。

最初の治療を終えたあとで再発した場合には、抗がん剤療法（化学療法）、放射線療法、あるいは再手術が行われます。抗がん剤治療においては、何種類かの薬剤の組み合わせで治療を行ったあと一定期間様子を見て「がん縮小効果」が認められなければ、薬の組み合わせを手直ししながら二度、三度と抗がん剤治療が行われます。

主治医は何を見て治療効果の評価をするかというと、それは主に「がん縮小効果」です。がん細胞を叩いて死滅させ、がんの組織を小さくすることこそ、標準治療の目的なのです。「がん縮小効果」というのは、最終的には「がんがなくなる」ということでしょう。そこを目標に行われるのが、標準治療なのです。

がんになると、患者さんはほぼ全員がこの「がんを徹底的に叩く」標準治療の世界に自動的に入っていくことになります。そこに選択肢はありません。たとえ「がんと引き分けにもち込むような、少量の抗がん剤を使いながらも。免疫力を最大限に活用するような、マイルドな治療がしたい」という希望があっても、保険診療ではそれはきわめて困難な状況にはまっていくのです。

がんと診断された半数の人が自動的に「がん難民」の道へ

どのような病気でも、標準治療を受けるべきであることは当然です。問題は、がんの標準治療が設定している厳しい目標設定です。とくに抗がん剤の治療法です。

前述のように、抗がん剤は患者さんを生かしたまま、がん細胞だけをすべて死滅させて消えさせるということは事実上できません。したがって、抗がん剤治療を続けていれば、やがて「これ以上やれば患者さんの生命力を落とすだけ」という段階に必ず到達することになります。

がんと診断された人のほぼ半分が、自動的にこのような道をたどります。

医療は科学であって人生相談ではないので、「これ以上治療しても無駄」と判断されれば、一方的にがん治療（の標準治療）は打ち切られます。

わかりやすくいえば「もう現代医学では治らないのであなたは死を待つしかない」「これからは治療で苦しい思いをするよりも、痛みをコントロールして穏やかに過ごせるための専門的ケアを受けるべき」「そして余生は好きなことをして過ごしなさい」という、きわめてドライな科学的判断がなされるのです。

現在のがん医療は、これを当たり前のように、ストレートに、患者さんや家族に伝えます。それまで厳しい抗がん剤治療を続けてきたのに、ある時点でスパッとこのような判断を下し、表面的にはマイルドな言葉であっても結果としては右のような意味の通告を患者さんに伝えるのです。そして緩和ケアのための施設や病院を紹介されるのです。

そうなってしまうのは「がんは引き分けでいい」の「引き分け」の発想が、「がんを徹底的に叩く治療」を追求し、発展してきた現代医学には存在しないからでしょう。

しかし現代医学の判断で「もう治療しても意味がない」という段階になったとはいえ、患者さんは元気です。患者さんとしては、「冗談じゃない」と考えるのが当たり前です。「お医者さんの教科書には万人向けにそう書いてあるかもしれないけど、このからだは自分のからだなんだ。こんなに元気なんだから、まだ可能性はきっとあるはずだ」

標準治療（保険診療）からサジを投げられたとたん、患者さんは経済的に許すかぎり、有効と思われる治療を自分で探し回ります。いろいろな場所へも行きます。

このような患者さんは「がん難民」などと表現されます。先端的な医療が整っている日本でさまよう、求める医療を受けられない気の毒な患者さんたち、という意味です。がんと診断された半分の人が、ここに行き着くのです。

がんの専門家ではないからこそ、わかること

標準治療のガイドラインは、国が認めた治療法であり、保険診療となっています。それは相応の科学的根拠を国が認めたということで、科学的根拠にもとづいた治療を提供することを旨とすべき医師がガイドラインに従った治療を行うのは当然のことです。

しかし、クリニックを開業するような医師は、ただ命令に従って仕事をするコンピュータではなく、患者さんと同じ人間なので、「がん組織を徹底的に叩き、縮小させ、消滅させる」ことにそこまで固執する必要はないだろう、ということに気づくものです。それは患者さん全体を見る姿勢をもっているからで、ガイドラインというのはそのために医師が利用するものだという位置づけがしっかりできているからです。

一方、標準治療をつくり上げてきた立場である大学病院や基幹病院、その研究者たちは、あくまでも原理原則を大事にします。がん治療の専門家だからこそ、ガイドライン以外の発想はできない、いやそんなことは考えるべきではないという大前提があります。

そして、がんという病気は大変に難しく、生命に関わる病気であるため、治療は専門家

によって行われます。がんが明らかになれば、治療は町のクリニックではなく専門病院で専門の医師によって行われることになるわけです。

がんと診断された人の半数が「がん難民」になるのは、このためではないかと思います。

効果の期待できる治療はすべて提供すべき

開業医は、それぞれの患者さんごとに「相談に乗る」ことから始まります。病気を治す仕事ですが、その前に病気にかかった人間を診るという仕事があります。誤解を招く表現かもしれませんが、お客さんである患者さんのニーズに応えることが重要です。

だからこそ、「がん難民」がこれだけ存在する現状で、彼らのために積極的に何かをしようという医師は、開業医が中心とならざるをえません。大病院に勤務している医師には、たとえその気持ちがあっても難しいのです。

がん治療の専門家は、効果がはっきり証明されていない代替療法のような治療については、いくら評判がよいものでもハナにもかけません。丸山ワクチンなどはそのよい例で、大学病院の先生の多くは否定します。「あんなものは水と同じですよ」といいます。

しかし丸山ワクチンを行った患者さんは、5年生存率が10％アップしたという報告があります（179ページ・図16参照）。しかも、丸山ワクチンは自由診療ながら費用はさほど高くありません。治療を切り捨てられた患者さんが「やってみたい」と考えるのは当然です。

費用との相関にはなりますが、それはがん温熱療法（高周波ハイパーサーミア療法）や高圧酸素療法も同様です。患者さんは可能性を探るのが当たり前です。しかしそこは、がん専門医にとってはアンタッチャブルの世界であるわけです。

アンタッチャブルといっても、「手を出したくても手を出せない」という意味ではなく、「科学的根拠のない代替医療はまやかしと同じだから手を出してはいけない」という固定観念にとらわれているのです。そこが患者さんや開業医の思いと決定的に違うところです。

がん専門医ではない（開業医である）私は、まず目の前に座る患者さんの話を聞くことから始めます。その気持ちは痛いほどよくわかるので、がん温熱療法、高圧酸素療法、ワクチンによる免疫療法、さらに健康食品（低分子フコイダン）も含めて、こだわりなく患者さんにおすすめします。

患者さんは本当は、がん専門医から私が行っているようなアプローチをしてほしいと願っているのではないでしょうか。主治医に逆らって代替医療を行わなければならないことに、不安や焦燥感を感じる患者さんも多いはずです。

患者さんによっては自身の死の在り方に対して、脳出血や心筋梗塞、不慮の事故などで自分のやりたいことができないまま死を迎えることよりも、余命を告げられることが多いがんで死ぬことを希望される方もいます。そういうことも考えれば、全身状態を急激に悪化させる可能性のある強力な抗がん剤治療は、患者さんの立場に立って行われるべきです。しかし、専門医にはそのような発想がない、ここに問題があると思います。

いずれにしても、私はがん治療の専門医ではないために、科学としてのがん医療の枠にとらわれず、患者さんの気持ちになって治療方法の選択肢を提供し、それぞれの治療ができるのだと考えています。

第2章

「免疫力でがんを治す」とはどういうことか

そもそも免疫とは何か

免疫力は、がん治療の大前提

「免疫力でがんを治す」

このいい方は、厳密にいうと、表現としてあまりふさわしくありません。というのは、がんを最終的に治すのは、手術療法以外では、患者さんの免疫力しかないからです。

初期のがんで手術で治った場合でも、それは患者さんのからだに相応の免疫力があったから治ったのです。どのような病気も、治癒するのは患者さんの生命力（免疫力）あってこそ、です。手術や薬（つまり医療）にはそれを手助けして応援する以上の力はありません。

がんも同様です。がんは、患者さんの免疫力がなければ治りません。

ただし、がんは爆発的に増殖していく過程で、宿主である患者さんの体力・生命力を奪っていきます。免疫力が十分でなかったからがんになったということもいえるのですが、それによってがん細胞が増殖すると、患者さんの免疫力はさらに衰えていきます。そこに抗がん剤が追い打ちをかける場合もあります。逆に、抗がん剤や放射線の治療で効果が継続的に現れていくのは、その治療に患者さんの免疫力が耐えられたからこそです。

つまりほかの病気とまったく同じように、がんを治していく力のなかで最も重要なものは、患者さんの免疫力なのです。そこを忘れてはならないと思います。

そのうえで、現代医学が推奨するがんの治療法は①**手術**、②**化学療法**（**抗がん剤療法**）、③**放射線療法**の3つです。いずれもターゲットはがん細胞という敵である点が、科学的にわかりやすいのです。

その点でかつての免疫療法は、患者さんの免疫力を上げる（もしくは免疫力を利用する）という点で曖昧でした。効果についても、治療によって上がったのかそうでないのかはっきりしない面がありました。科学としての因果関係の証明において、免疫療法はそぐわない面がありました。

しかし、がんの標準療法である三大療法にしても、患者さんの免疫力がベースとして重要であることは当たり前すぎるほど当たり前のことです。このことを忘れてはいけません。

急激に進化し、注目されているがん免疫療法

しかしいま、免疫療法はがんの三大療法に次ぐ4番目の治療法として脚光を浴び始めています。

1990年代までは、免疫力の全体を底上げするという、どの感染症の治療法にも当てはまりそうなよくわからない手法であったがんの免疫療法が、現在ではっきりと、それぞれの患者さんのがん細胞をターゲットに行える療法として進化したからです。

専門的にいうと、とくにターゲットを定めずに患者さんの免疫力全体を上げようという従来の免疫療法は「非特異的」がん免疫療法でした。これに対して、最近の自家がんワクチン療法や樹状細胞ワクチン療法、抗体製剤による薬物療法などは、「特異的」がん免疫療法になった、ということになります。

この免疫療法の変化は、免疫細胞がいかにがん細胞をやっつけるか（あるいは免疫システムはいかにがん細胞を野放しにしてしまうのか）ということが、90年代以降になって急激にわかってきたからなのです。

ここ20年で免疫システムの研究は大きく進み、がん免疫療法はその効果をより科学的に

実証しやすいものに進化してきました。2013年の暮れには、アメリカの科学誌『サイエンス』が、その年に最もブレークスルーした科学として「がん免疫療法」を選んだほどです。

保守的ながん専門医は、新しい情報にうといのか、このような時代になっても「免疫療法は祈祷と同じだ（なんの効果もないということ）」などという不遜な言葉を堂々と吐いてしまいます（吐かれた医師は私です）。しかし、それは自分自身の勉強不足を正直に白状しているセリフであるとともに、がん専門医などと権威ぶってはいても結局は患者さんのことなど何も考えていないことを明確に表す発言だと暴露しているわけです。

標準治療は重要ですが、本当に患者さんのことを考えようとせず、その権威と権益にすがるだけの専門医もごく一部にはいるということも覚えておかなければいけないと私は思います。

少し話が脱線してしまいました。とにかく、研究の進歩によってがん免疫療法はいまや、抗がん剤がなかなか思うような成果を上げられていない現在のがん治療の世界で、大きく期待され注目されている分野である、という点が重要です。30年前の常識は、いまや時代遅れなのです。

複雑な免疫システム

さて、あらためて免疫（免疫力）とはどういうものであるか、どのような仕組みになっているか、ベースとなる知識を概観しておきたいと思います。

私たち人間のからだは、いつも健康な状態を保つようにはたらいています。その仕組みは「ホメオスターシス（恒常性生理）」といわれますが、その最たるものが免疫です。

免疫とは、体内に侵入した異物を見つけ、それを体外に排除する生命システムのことです。風邪やインフルエンザなどの感染症が治っていくのは、免疫細胞が体内で増殖した細菌やウイルスを見つけ、攻撃し、全滅させるからです。

免疫の主役は、血液中の白血球（免疫細胞）です。さまざまな種類の白血球がいろいろな役割を果たし、体内で情報交換し、きわめて複雑な連携を取りながら、免疫システムは維持されているのです。

免疫システムが複雑になっているのは、①自己以外の存在を体内で正確に識別することが容易ではない、②免疫細胞は強力な自衛軍なので暴走してしまえば危険である、③敵情報をシステム全体に周知して外敵に対して効果的な集散をコントロールしなければならない、などの理由があげられます。これらの役割をまっとうするために、体内の免疫細胞たちはさまざまな物質を使っています。

その全容を述べようとすればそれだけで一冊の本になってしまいますし、まだまだ人間科学自体が解明できていない部分もあります。免疫システムは生命の神秘そのものといえるでしょう。

しかし、そのおおよその概略を理解するためには、免疫細胞である白血球にはどのような種類があって、それぞれがどのような役割を果たしているのかを見ればよいと思います。白血球のことがわかれば、がん治療のためにどのような免疫細胞が重要なのかがわかってきます。

リンパ球のはたらき

白血球は、①**リンパ球**、②**好塩基球**、③**好酸球**、④**好中球**、⑤**単球**の5種類に分けられます（②〜④はまとめて顆粒球とも呼ばれます）。

ただし、白血球全体の約9割はリンパ球と好中球の2種類で占められています。また、序章で述べた樹状細胞や次に述べるマクロファージなどは、単球が組織内に入り込んで変化したものです。

がん免疫で重要なのは、このうちリンパ球です。白血球全体の20～40％を占めるリンパ球は、大きく分けてB細胞（Bリンパ球）、T細胞（Tリンパ球）、NK細胞（ナチュラルキラー細胞）の3種類があります。

またT細胞には、ヘルパーT細胞とキラーT細胞（細胞障害性T細胞、CTL）の2種類があります。現在のがん免疫療法でがん細胞を死滅させる役割は、主にこのCTLが担っています。

これらリンパ球たちは、免疫システムの主役でもあるのです。

では免疫システムが病原菌などの異物に対して、どのように反応し、排除していくのか、以下で簡単に見ていきましょう。

まず、からだに異物（病原菌など）が侵入してくると、強い貪食能力をもつ単球（マクロファージや樹状細胞）がそれを見つけて食べてしまい、その異物のタイプを分析します。

異物の情報を把握したマクロファージや樹状細胞は、リンパ節へ移動して、免疫システム全体の司令塔であるT細胞にその異物情報を提示します。単球たちは、自分自身の細胞に看板となるような旗を立て、「こんなヤツがいたら要注意」と敵情報をT細胞に伝えるのです。

このような異物の情報提示は、B細胞も行います。B細胞はさらに、ヘルパーT細胞から刺激を受けて、異物を攻撃できる武器（抗体）をつくります。その敵情報と適当な武器の種類はB細胞自身が記憶するので、次に同じ異物がやってきたときは迅速に武器をつくれるようになります。このため、細菌が増殖して炎症を起こす前に（発病前に）病原菌を殲滅できるわけです。いわゆる「免疫ができた」というのがこの状態で、この仕組みを利用して行われるのが結核やインフルエンザなどの予防接種です。

好中球のはたらき

白血球のなかで最も数が多いのが好中球で、白血球全体の50〜70%を占めています。好中球は、細菌やカビなどの異物を見つけるとアメーバのように近づいて取り囲み、酵素や活性酸素を出して殺菌・分解し、死滅させます。異物と闘ったあとの好中球は死滅し、その死骸は膿として体外に出されるか、体内でマクロファージに食べられます。

転んで擦りむいたりするとあとで傷口に透明の膿が出てくることがありますが、これは傷から侵入した菌をやっつけたあとの好中球の死骸です。

好中球は血液に乗って全身をパトロールし、外敵を発見すれば身を賭して水際で外敵の侵入を食い止めています。しかし、好中球がふえすぎた状態は、じつはがんの予後には好ましくない、ということがわかっています。

リンパ球に対して好中球が多すぎるのはいけない

最近、がん治療においてＮＬＲ（Neutrophil-Lymphocyte Ratio）値が注目されています。ＮＬＲ値は好中球（Ｎ）とリンパ球（Ｌ）の数の割合を示すもので、値が大きいほど好中球の割合が大きくなります。

ＮＬＲ値が高い場合、つまり好中球のほうがリンパ球よりも多すぎると、がんの増殖が速くなり、がんに対する免疫力も低くなっているために予後は悪くなります。好中球はがんの血管新生を増進するので、多すぎるとがんの増殖を早めるのです。

ただし、たとえ好中球が多くてもリンパ球の活性が強く十分にはたらいていれば、このようなことはありません。好中球が多いとよくないだけでなく、リンパ球が十分にはたらいていることも重要なのです。

したがって新しいがん治療では、好中球を減らしてリンパ球をふやす治療方法が重要になっています。

たとえば抗がん剤治療では、好中球を抑え、リンパ球を減らさない量を投与することが大切になってきます。免疫療法においては、リンパ球をふやすことが大切な条件になります。リンパ球の数がふえない免疫療法は効果がないと考えてもよいでしょう。

NLR値は今後、がん治療の評価として重要視されてくるでしょう。これはその人の現在の免疫バランスの状態を表していて、大腸がんなど特定のがんの「かかりやすさ（かかりにくさ）」にも関わっています。一度、調べておくとよいでしょう。

体温と免疫の関係

免疫力の強さは、体温にも関わっています。

リンパ球などの免疫細胞（白血球）は血液中にあって全身を流れているからこそ、「からだの防衛軍」としての力を発揮できるわけです。循環が悪くなれば、からだのすみずみまで血液が十分に届きません。慢性的に酸素不足となって組織の代謝は落ち、全身的な免疫力も落ちてしまいます。

体温というのは血液によって維持されているので、循環が悪くなれば体温も下がります。

体温が下がることは、免疫力の低下を示しているといえるのです。

また、前述のNLR値の問題からも、低体温は免疫低下を示すことがわかります。というのは、自律神経の交感神経が活発にはたらいていると、末梢の血管が収縮して体温が下がります。これは循環が悪くなっている状態ですが、このときNLR値が大きくなるのです。つまり交感神経が活発なときは好中球がふえて活性化し、逆に副交感神経が優位なときはリンパ球がふえて活性化するのです。

いつもストレスにさらされていたり、緊張や不安を感じていると、交感神経が休まらず、体温は上がりません。このようなときはNLR値も大きくなり（つまり全身の免疫システムの主役であるリンパ球が不活性の状態）、免疫力が落ちているのです。

現代人は夏も冬も冷暖房の環境に慣れ、体温調節がうまくいかない人が多く、低体温がふえているといわれます。健康な人の平熱は36・5～37℃程度とされますが、ふだんの平熱が36℃以下という人がとくに女性にふえているのです。

体温が1℃低下すると、ヒトの免疫力は30％も弱まるといわれます。逆に体温が1℃上がると免疫力は5～6倍に上がります。

また、がん温熱療法（高周波ハイパーサーミア療法）のところでくわしく述べますが、がん細胞というのは熱に弱く、最も増殖する温度は35℃台とされています。さらに、がん細胞はふつうの細胞に比べて熱を逃がすことが苦手で、43℃くらいから急に死滅していきます。

がんは生活習慣病の面も大きいといわれますが、日ごろから体温を上げる生活を心がけておくことは大切だと思います。

体温の上昇は筋肉量アップで

ここで、体温を上げるためにはどうすればよいかを考えてみましょう。

私たちの体温は、血液に依存しています。さらにいえば、血液中の赤血球が体温を全身に届けているのです。また、その体温を維持している組織は筋肉です。つまり、筋肉のなかに含まれる血液の量が、私たちの体温を維持していることになります。

年齢を重ねると手足が冷えるようになるのは、末梢の循環が悪くなったという理由もありますが、もっと大きな原因は筋肉量の減少にあります。いつもダイエットを気にしている女性がなかば栄養失調になって低体温症になるのも、タンパク質が足りず筋肉量が落ちてしまうためです。

しかし、老化だからとあきらめる必要はありません。いくら高齢になっても、十分にタンパク質を摂取して、日ごろから筋肉を使っていれば、筋肉量はふえていくことがわかっています。

散歩や家事など、ごく当たり前の生活習慣でかまわないので、からだを動かす習慣をもつこと、そして動物性タンパク質を十分に摂取することが大切です。

また栄養としては、タンパク質とともに鉄分もしっかりとらなければいけません。肉類、とくにレバーにはタンパク質も鉄分も豊富なので、体温を維持できるように定期的に食べてはいかがでしょうか。

腫瘍免疫を利用した免疫療法の発展

免疫細胞に「がん細胞の存在」を教えるMHC

免疫システムは異物をやっつけて排除する仕組みですが、そもそも異物とは何か、自分とは何かというのはとても難しい問題です。しかし私たちの免疫システムには、異物をはっきりさせて免疫細胞に攻撃させるための巧妙な連携があります。

そこで重要なはたらきをしているのが、主要組織適合性複合体（Major Histocompatibility Complex ＝ ＭＨＣ）というタンパク質です。ほとんどの脊柱動物がもっているもので、人間のＭＨＣはヒト白血球型抗原（ＨＬＡ）と呼ばれます。いわば白血球の血液型のようなもので、これが一人ひとり違うために異物を判断する根拠となるわけです。

ＭＨＣは細胞内にありますが、ウイルスやがん細胞など異物の残骸（マクロファージや樹状細胞などの貪食細胞によって殺されたもの、タンパク質が分解されてペプチド状態になっている）とくっつくと細胞の表面に出て行き、異物情報として提示します。これは西部劇に出てくる「お尋ね者」の貼り紙のようなもので、それを見たＴ細胞が異物周辺に集結して攻撃を開始するわけです。

ＭＨＣには、クラスⅠとクラスⅡの2種類があります。

ＭＨＣクラスⅠは赤血球以外のすべての細胞にあり、異物の残骸と結合するとＣＤ８というタンパク質をもつキラーＴ細胞（ＣＴＬ）に対して情報を与え、活性化させます。Ｃ

図5　MHCクラスⅠのはたらき

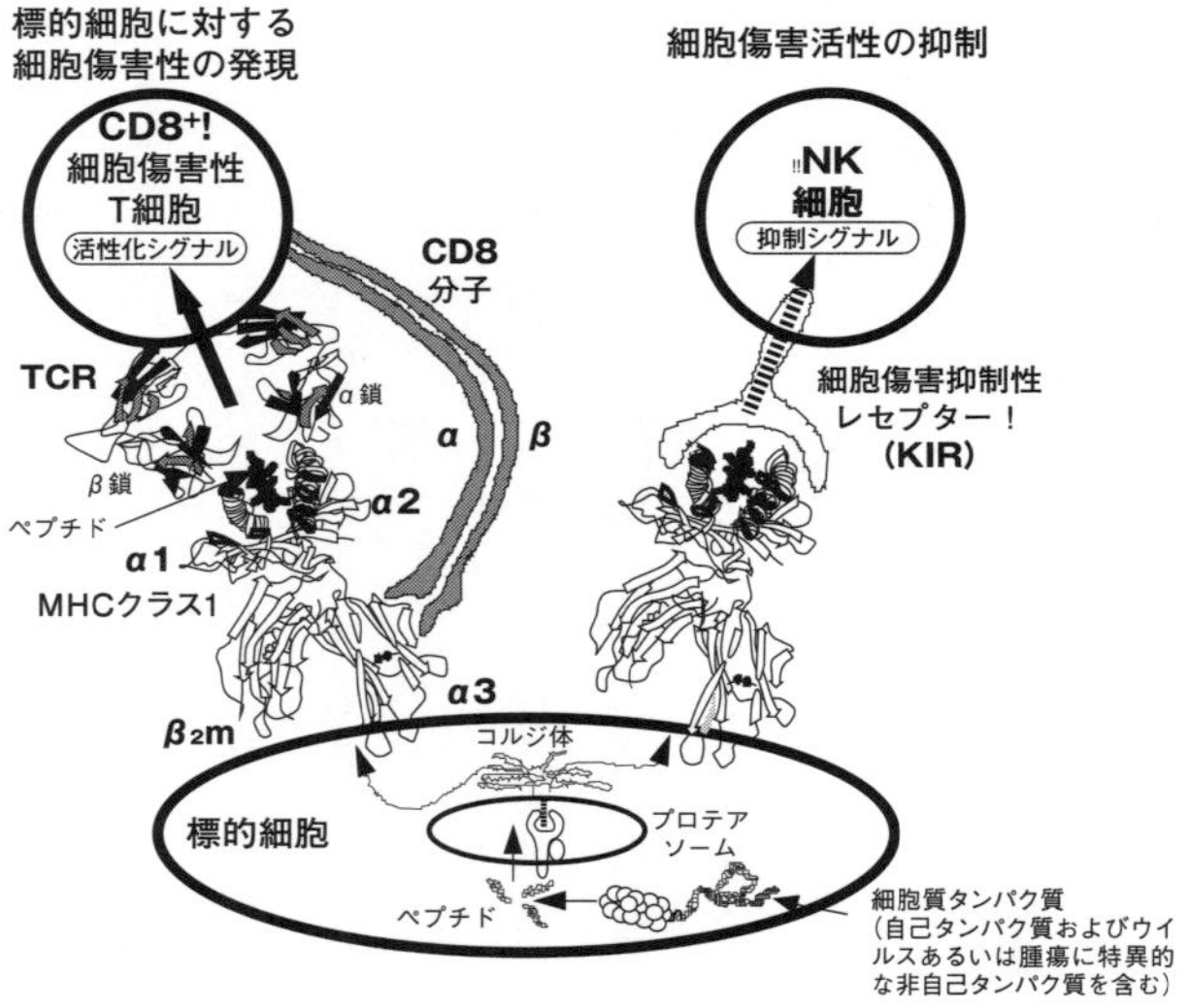

CD8 というタンパク質をもっているＴ細胞は通常では眠っているが、MHC クラスⅠが提示するがん情報（抗原ペプチド）を受け取ると活性化し、がん細胞への攻撃を始める。このがん情報は一方で、NK 細胞に対して攻撃を抑制させる方向にはたらく。α1、α2、α3 は MHC クラスⅠの細胞外に露出したタンパク、β2m はミクログロブリン、KIR は細胞傷害抑制レセプターを表す。

ＴＬはキラー（殺し屋）ですから、指定されたがん細胞やウイルスに対して大暴れしはじめます（**図5**）。

またＭＨＣクラスⅡは、マクロファージ、樹状細胞、Ｂ細胞などの白血球にだけ存在していて、こちらはＣＤ４というタンパク質をもっているヘルパーＴ細胞に情報を与えます。異物情報を受け取ったヘルパーＴ細胞はインターロイキンなどの物質を出して、まだ異物の存在を知らないＣＴＬ

図6　MHCクラスIIのはたらき

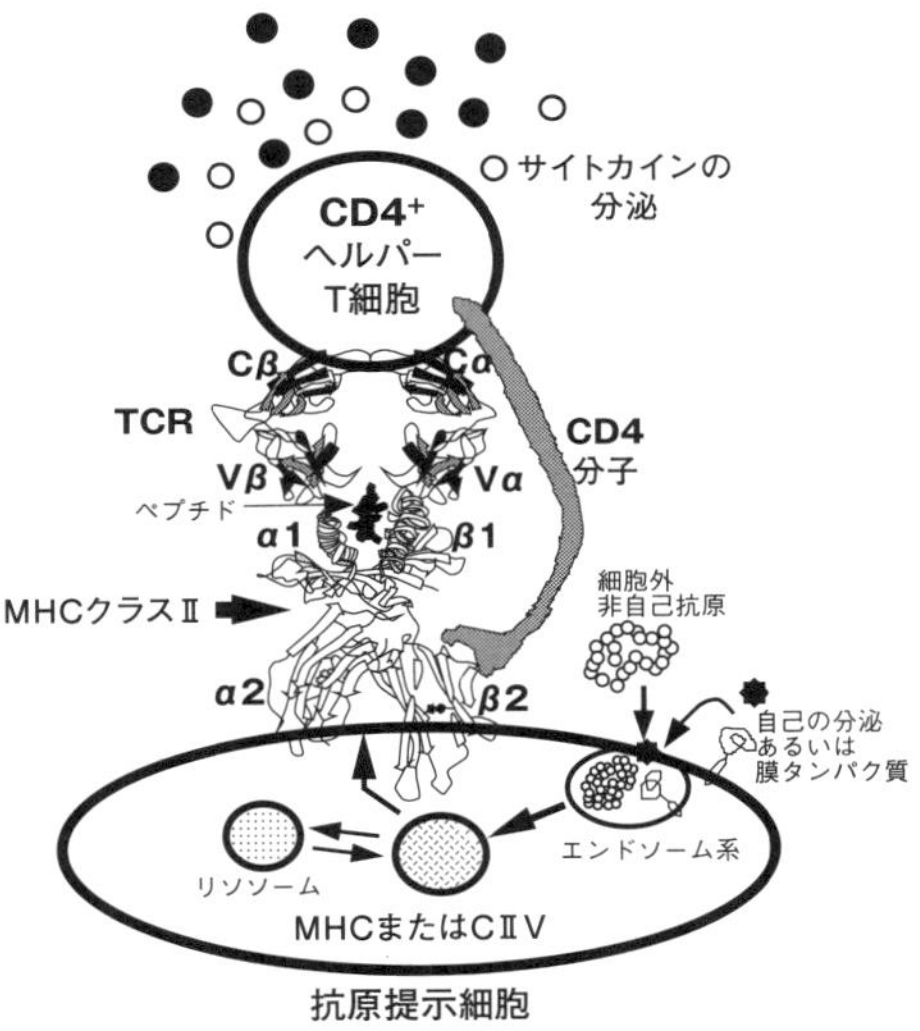

樹状細胞などに食べられた外敵（がん細胞）の残骸は細胞内でペプチドに分解され、MHC クラスⅡと結合、CD4 というタンパク質をもつ T 細胞に提示される。α1、α2、α3 は MHC クラスIの細胞外に露出したタンパクを表す。

にも招集をかけたりして、全身的に異物退治の態勢を整えるわけです（図6）。

このように、免疫細胞というのは簡単には異物を認識できず、たとえ近くにがん細胞があっても素通りしてしまいます。MHCは、そんな免疫細胞にがん細胞の存在を明らかにするために、残骸を取り込んで「看板」を立てるはたらきをしているわけです。

免疫システムの力を凌駕する、がん細胞のパワー

しかし、検査でがんの診断が下された状態をそのままにしておけば、免疫システムはが

ん細胞の暗躍をストップさせることができません。だからこそ、がんは病気であり治療が必要になってくるわけです。

ただし、体内のがん細胞に対して免疫システムは何もしていないわけではありません。たとえば、がん細胞がたくさん増殖しているリンパ球（腫瘍浸潤リンパ球、Tumor Infiltrating Lymphocyte ＝ＴＩＬ）には通常より多いＴ細胞が認められますし、患者さんの血液からは腫瘍抗原に対する免疫応答の証拠が検出されています。

免疫システムはがん細胞と闘ってはいるのですが、急速に増殖するがん細胞をすべて排除するまでには至ってない、ということになります。

しかし、だからといって患者さんの免疫力を無視するような治療はできません。免疫システムは生命力そのものですから、がん細胞はやっつけたけど免疫細胞も壊滅状態になった、では助かるものも助からないからです。

これまでのがん治療の難しさが、ここにありました。

特異的がん免疫療法の進化

人間のからだには、もともとがん細胞を異物とみなして退治し、排除する免疫の仕組みがあります。その免疫力ががん細胞の増殖力に負けてしまった結果が、がんの発病です。がん細胞が発見されるくらい大きくなった段階では、もはや通常の免疫力では太刀打ちできません。

そこで、がんをやっつける治療のほかに、患者さんの免疫力を上げる治療を行ったらどうだろう、というのが「免疫強化療法」の発想です。しかしあまり効果は上がらず、がんの免疫療法は、三大療法のような標準治療にはなりませんでした。

従来の（30年前までの）免疫療法が効かなかったのは、がん細胞に対してきわめて「マイルド」なアプローチしかできなかったからです。つまり、患者さんの全身的な免疫システムの力を上げるという「非特異的なアプローチ」であったため、はっきりした効果につながる作用は得られなかったのです。

これに対して現在では、それぞれの患者さんがもつ特定のがん細胞に対して「特異的な免疫応答」を増強する免疫療法が研究対象となっています。つまり、以前は「風邪を引かない頑丈なからだをつくる」ということとあまり変わらない免疫療法でしたが、現在では患者さんの体内にあるがん細胞にピンポイントで標的を合わせて免疫システムを活性化させ、免疫力を患部に結集させ増強させる、という免疫療法に進化してきたわけです。

のんきなT細胞にカツを入れる

患者さんの特定のがん細胞に対する免疫力を増強するためには、2つのステップが必要になります。

一つは、がん細胞の情報を明らかにして、それを体内のT細胞に周知させるという段階です。具体的には、がん細胞の死骸からペプチド（タンパク質の壊れた材料）をゲットして、それを樹状細胞上に発現しているMHCに結合させる（「お尋ね者」の看板を立てさせる）ことです。

そしてもう一つは、それを見て特定のがん細胞に対する攻撃態勢を整えるT細胞を活性化させるという段階です。膨大な数のT細胞ががん細胞を異物とみなし、いっせいに活性化することで、免疫システム全体の総攻撃が始まるわけです。

T細胞はがん細胞をやっつけるのにふさわしい勇者たちではありますが、いかんせん世間知らずの鈍感モノなので、がん細胞の存在がわからないことが多いのです。しかもがん細胞は、MHCや樹状細胞と結合するタンパク質をもっていないことが多いので、看板も見当たりません。このためほとんどのT細胞は、のんきに暮らしています。

唯一ともいえるチャンスは、最強の「外敵提示細胞（白血球の一つ）」である樹状細胞がたまたまがん細胞を食べて、その食べ滓《かす》を「こいつが敵だよ」と自分の細胞の表面に提示したときです。樹状細胞は強力な抗原提示細胞で、ナイーブな（抗原を一度も認識したことがない）T細胞を活性化できる唯一の細胞なのです。しかし自然の状態ではそのチャンスが少ないため、がん細胞の圧倒的な増殖の前では、焼け石に水の状態だったわけです。

人為的に樹状細胞を増強する

そこで、この樹状細胞が「たまたまがん細胞を食べた」という状況を人為的に増強して、のんきなT細胞（ナイーブT細胞）にカツを入れよう、というのが現在の免疫療法の一つです（図7）。

樹状細胞はT細胞を活性させるだけでなく、状況に応じて積極的に免疫寛容を誘導することも報告されています。つまり、たとえ人為的にがん細胞の情報を提示する樹状細胞を増強しても、自己免疫のような副作用が起こることはありません。樹状細胞を利用した免疫療法には期待がかけられ、研究が進みました。２０１０年ごろからがん抗原ペプチドを付加した樹状細胞を生体外でつくり、患者さんのからだに戻すがん治療（樹状細胞ワクチ

図7　樹状細胞はいかにがん免疫を高めているのか

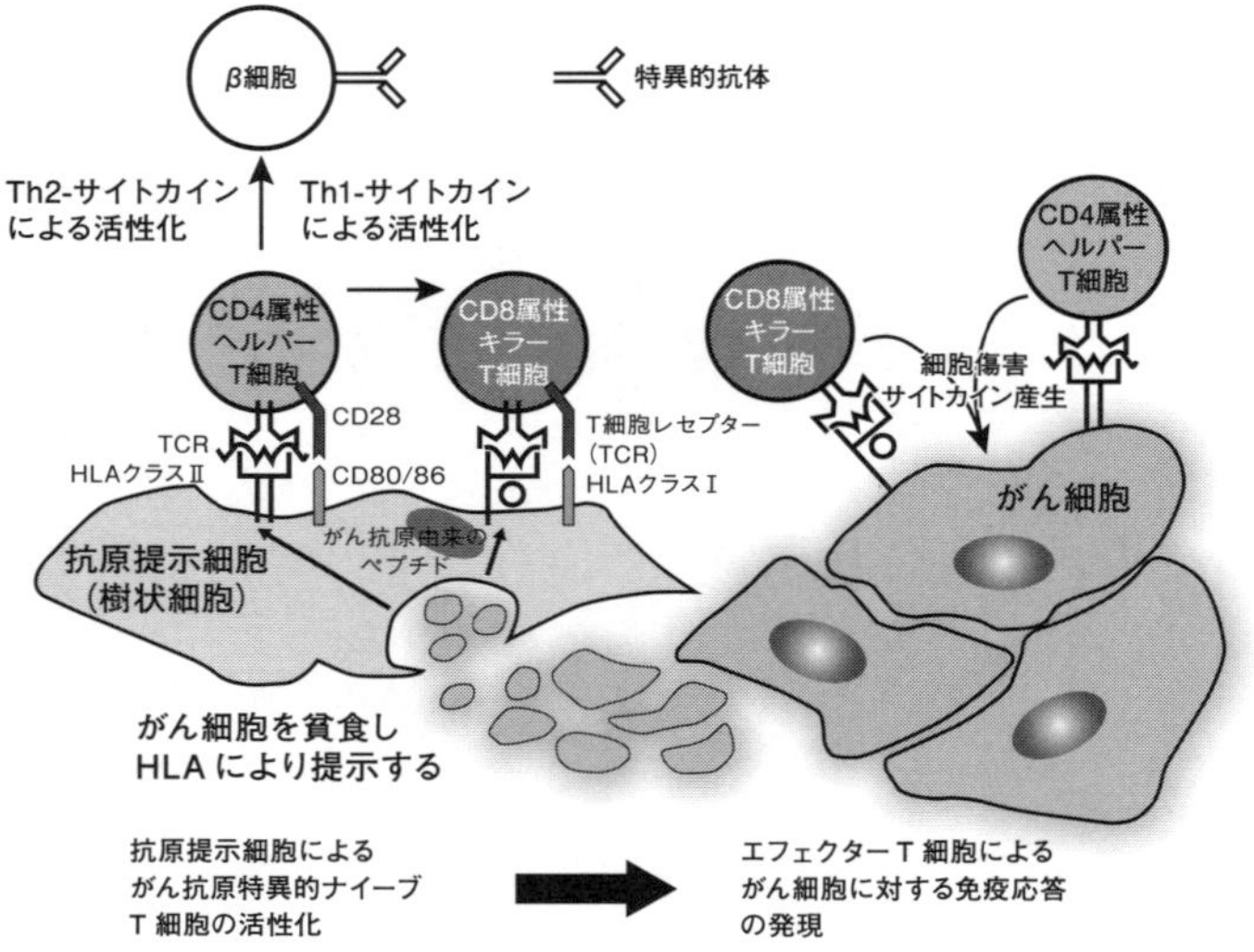

がん細胞自体はT細胞を活性化させる刺激をもたない。しかし、がん細胞の死骸を貪食した樹状細胞が細胞内で死骸を分解しペプチドの状態にして細胞の表面に提示すると、それをT細胞は認識し、活性化する。その情報はほかのT細胞にも伝わり、今度は生きたがん細胞に対してT細胞は活性化するようになる。

ン療法）の臨床試験が多くの施設で行われたのです。

マウス骨髄細胞から樹状細胞を誘導できることが報告されて以来（Inaba, et al：J Exp Med，1992）、ヒトでは臍帯血、骨髄CD34陽性細胞、末梢血CD14陽性細胞などが利用されています。

これはまさに、がん細胞をピンポイントでターゲットにした免疫療法です。理論的には理に適った方法として期待されていますが、しかし臨床における成果はどうかというと、まだまだ十分とはいえません。今後の新しい展開が待たれます。

放射線治療と免疫との関係

こうした特異的な免疫療法は、それ自体はまだ完全な成果に到達していませんが、免疫を増強する意義は決して小さくありません。その効果は、たとえば抗がん剤や放射線との併用によって現れる可能性が指摘されています。くり返しになりますが、抗がん剤や放射線もそれだけでがんに打ち勝つものではなく、患者さんの免疫力がベースとしてあるからこそ、効果が現れるのです。私は、この面での免疫力の評価が、がん専門医の間にはまだまだ足りないのではないかと考えています。

たとえば、「放射線のアブスコパル効果」というものがあります。がん組織に放射線を照射して治療を行うと、不思議なことに、放射線が当たっていない転移がんも縮小することがあるのです。

放射線治療は、がん細胞に直接照射することによって、そのがん細胞を弱らせる目的で行われます。しかし、これによって死んだ細胞の残骸を樹状細胞が食べることで結果として患者さんの全体の免疫力が上がり、照射したがん細胞からかなり遠い部分のがん細胞も免疫システムの攻撃ターゲットとなり、そのために縮小することがあるのです。

このような「放射線のアブスコパル効果」を知らない（あるいは無視する）専門医が多く、抗がん剤一辺倒の治療を行う病院が少なくありません。

たとえば肝臓がんで肺に転移がある患者さんなどは「進行がんである」と診断され、進行がんに対して放射線治療を行うことは生命予後の改善に意味がない、と判断されます。主治医からそのような説明を受け、当クリニックを受診された患者さんもおられます。アブスコパル効果を目的として放射線の免疫効果を理解している病院に紹介し、放射線治療を行ってもらいました。

放射線で死んだがん細胞の情報が提示される

「放射線のアブスコパル効果」は、なぜ起こるのでしょうか? なぜ、放射線の当たっていない部分のがん細胞まで縮小するのでしょうか? それはまさに、ここまで述べてきたような、からだのがん細胞に対する免疫反応そのものなのです。

放射線が照射されると、がん細胞は破壊されます。放射線照射によって死んだがん細胞はがん組織からはがれ落ち、マクロファージや樹状細胞によって食べられてしまいます。

樹状細胞は前述のように抗原提示細胞なので、「体内にこんな悪いがんがいるよ」という看板を自分の細胞に立てます。

すると、ぼんやりしていたT細胞は活性化して細胞障害性Tリンパ球（キラーT細胞、CTL）に変身します（MHCクラスIによるCD8陽性）。こうして活性化したCTLが体内にふえ、それが血液に乗って全身をくまなくめぐります。パトロールするCTLはやがて、まったく別の場所で原発がんと同じ種類のがん細胞を見つけ、そこに集結して、転移がんの細胞にも決定的なダメージを与え、殺してしまうのです。

この原理は、後述する自家がんワクチン療法とほぼ同じであると考えられます。

放射線の効果は免疫力による部分も大きい

脳腫瘍や脳に転移したがんに対しては、抗がん剤の治療は行えないと考えられています。抗がん剤を服用もしくは注射したとても、その成分は脳の患部に入っていくときに血液脳関門を通ることができず、がん細胞にまで届かないと考えられているからです。

しかし、このような脳のがんに対しても、ほかの部分でがんに対する放射線照射が行われるとアブスコパル効果が起こることがあります。

それは、脳内のがん患部では、入り込んでいる微小な血管が破れているか、または血管内皮細胞どうしの（本来ならば余計な分子も通さないしっかりした）結合が緩んでいるからです。血液脳関門も実際には事実上モレモレの状態になっているので、血管を流れる血液中のリンパ球も容易に通過してがん局所に到達できます。こうして体内で活性化されたCTLは、脳内にいるがん細胞も見つけて殺してくれるのです。

放射線によるがん治療の効果は、放射線の直接的な作用だけではありません。むしろ、かなりの部分で患者さん自身のがん免疫反応が作用して効果を現していると考えられます。がん治療で放射線を用いる場面は多数ありますし、その効果も認められているでしょう。しかしそのベースには、患者さんの免疫力があるのです。そうであれば、がん専門医は、がん治療の重要な基礎となっているからだの免疫機能を、強烈な抗がん剤治療によって破壊してしまわないように注意しなければいけません。

ところが、標準治療における抗がん剤の用量は、そこに（免疫力を落とすほどの量に）踏み込んでいる場合があります。免疫療法自体はまだまだ標準治療として認められるほどの成果は上がっていませんが、だからといって患者さんの免疫力自体にまったく目を向けない姿勢は改めるべきだと思います。

第3章

がん温熱療法＋高圧酸素療法は信頼できる代替療法か

がん温熱療法とは何か

体温を上げると病気にならない

温熱療法は、健康保険で認められている治療法です。正式名称は「電磁波温熱療法」といわれます。現在では一般的に「高周波ハイパーサーミア療法」と呼ばれることも多くなりました。

免疫力の解説で述べたように、体温が1℃下がると免疫力は30％落ちるといわれています。平熱の低い人は免疫力も低下しているので、風邪を引きやすく、副鼻腔炎や歯周病などの慢性感染症も治りにくくなります。がんは感染症ではありませんが、やはり免疫力が低下している状態ではかかりやすいといえます。

というのも、がんというのはある日突然になるものではないからです。

じつはがん細胞は健康なからだにも毎日数えきれないほど発生していて、それを免疫細胞が1つずつ駆逐しているから発病をまぬがれているわけです。がん細胞は当たり前に体内にあるもので、それが排除されずに居すわって増殖するのを防いでいるのが免疫力なのです。ですから体温の低い人はがんになりやすい、がん治療もうまくいかないという傾向になるわけです。

また、がんになると患者さんのからだは低体温になることが多いといわれます。

がん細胞は、ふつうの健康な細胞よりも高い温度を嫌います。そこで増殖してからだを占領しようとしているがん組織は、宿主である患者さんの体温を下げて免疫力を衰えさせ、さらに自分自身の快適な温度にさせていると考えられています。

低体温はがんに都合のよい環境です。逆に体温が上がると、血流がよくなり、からだの各部への酸素の供給がふえます。患者さんのからだをこのように保つことは、がん治療には重要なことです。がん患者さんは、からだを温めるのがよいわけです。

ちなみに2018年のはじめ、40代のある歌舞伎役者さんが、肺がん手術後の再発予防のため、抗がん剤の治療を行いながら温熱療法を受けておられる姿が某テレビ局で報道されていました。

このように体温を上げることが病気予防によい、がん治療にもよいということは、多くの人が健康常識として理解していることだと思います。ただし、健康常識として広まっているからこそなのか、がん温熱療法について誤解されている方も多いようです。
まずは、みなさんのなかにあるかもしれない「常識のウソ」を明らかにして、それからがん温熱療法とは何か、どのような治療なのかという話題に移っていくことにしましょう。

ホットパックや岩盤浴などは「がん温熱療法」にはならない

古くからある「温熱療法」は、一般的に物理療法と呼ばれる治療法の一つです。関節の痛み、肩こりなどの患部を温め、血液循環を改善することで症状の回復を早めるわけです。ホットパックと呼ばれるものは、熱いタオルをビニール袋に入れるなどして、そのような温熱効果を狙った治療法の一つです。

岩盤浴や温泉療法なども、温熱療法の一つです。温かい温泉や岩盤でからだを温め、また温泉に含まれる成分が皮膚から吸収され、血管を拡張するなどの作用によって循環がよくなり、疾患回復を早める効果を目的としています。

がん温熱療法もこれと同じだと思って、ホットパックや温泉などを利用することで「がん温熱療法だ」と考える患者さんもいるようですが、これは間違いです。がん治療の場合は、このような方法では温熱効果は得られません。

なぜホットパックでは、がん温熱療法にならないのでしょうか。

それは、がん温熱療法（高周波ハイパーサーミア療法）のために使われる機器がどのようにして患部を温めるのかがわかれば理解できるでしょう。

がん細胞だけを熱で殺す「がん温熱療法」

がん細胞が熱に弱い、ということはよく知られています。だいたい42～43℃の熱で死滅するといわれています。

したがって体温を42～43℃以上に保つことでがん細胞を殺すことはできるのですが、私たちのからだには、同様に高熱に弱い重要な細胞があります。それは脳細胞です。高熱が続けば脳細胞もやられてしまうので、患者さんの体熱を上げてがん細胞を殺す治療は不可能なのです。

しかし、ピンポイントでがん組織に熱を加えることでがんを攻撃できれば、副作用もなく簡単です。その発想から登場したのが、専用の治療機器を使った「がん温熱療法」なのです。

肺がん、大腸がん、胆管がん、膵がんなど、がん組織は体内の深い部分に巣食っていることが少なくありません。そのような深部にある病巣に熱を与えるためには、いくら従来の温熱療法のように皮膚を通して温めても実現できません。皮膚の下にある脂肪層は熱を通しにくく、患部はさらにさまざまな組織の内部に隠れています。そこに向けて、からだの外から皮膚を通して熱を加えても、がん組織を42～43℃にするのは不可能なのです。

人のからだは、そもそも体温中枢によって一定の温度以上に上昇しないように調節されています。また、血管が豊富な体の深部では、体温が上昇すると血管が拡張し熱を逃がすように作用します。

そのようなところにあるがん細胞に対して、体表から温めても温熱効果は上がりません。そこで、高周波ハイパーサーミア療法専用の機器を使います。この機械は、からだの深部にあるがん病巣に超高周波の電磁波（ラジオ波など）を送り、がん組織に含まれる組織の双極子およびイオンを細かく震わせ、その摩擦熱によって熱を与えるという方法です。電気にくわしい方はおわかりでしょう。これは電子レンジの原理と同じです。これなら、からだの深部にあるがん細胞を熱することも可能になります。

すると、こんな疑問がわいてくるでしょう。

「がん組織付近には健康な組織もあるのだから、がん組織に対してがん温熱療法を行うと

図8　正常組織とがん組織の血流の違い

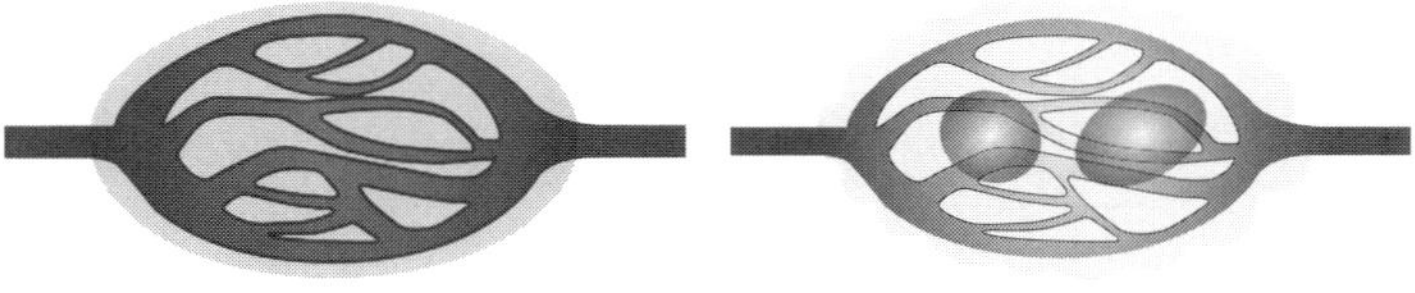

正常な組織に加温した場合
正常な組織は、血流の増加によって熱を逃がすので、温度が上昇しにくい

がん組織に加温した場合
がん組織は血流がふえないため、熱を逃がすことができす、その結果、血流が減少して温度が上昇し、栄養が行き渡らず死滅に向かう

健康な組織も同様に加熱されて、副作用が起こるのではないか？」

しかし、健康な組織はがん組織が死ぬ程度の熱で障害を受けることはありません。

前述のように、健康な組織は熱が加えられると血管が拡張して血流をふやし、血液に熱を逃がすことができるからです。ところが、がん組織にはこの作用がありません。このため、がん細胞は死ぬが健康な細胞は死なない程度の温度に調節することが可能なのです（**図8**）。

電子レンジと同じような機能を搭載した特殊な治療機器を使う「電磁波温熱療法（高周波ハイパーサーミア療法）」の有効性は、科学的に証明されています。

がん治療のための温熱療法（高周波ハイパーサーミア療法）は、全身ではなく部分的な治療に対して保険適用が認められています（頭部と眼のがんには適用できない）。

専門医にも、がん温熱療法への間違った認識がある

がん専門医は、がん温熱療法や次に述べる高圧酸素療法のような、従来から「代替療法」と呼ばれる治療に対してはいつも否定的です。理由は、標準治療のような大きなしっかりした科学的根拠がないから、というところに行き着きます。

しかし、がん患者さんを治す専門医であるならば、実際に効果があるものであれば、研究によって効果が認められているものには興味を抱いて内容を調べる、新しい情報は貪欲に集めて検討してみる、くらいのことはすべきではないかと思います。患者さん本位で考えれば、それは妥当な行動です。しかし、そのような余地もないようなのです。

肺がんと診断された患者さんが、当クリニックを訪れたことがありました。抗がん剤治療が開始するまでしばらく期間があったので、その間に高周波ハイパーサーミア療法を行いたいということで来院されたのです。

約2か月をかけて温熱療法を受け、その後、抗がん剤治療を受ける時期になりました。ところが患者さんが病院へ行くと、それまで高周波ハイパーサーミア療法を受けていたことを知った主治医は、次のようにいったそうです。

「高周波ハイパーサーミア療法を受けられましたか。高周波ハイパーサーミア療法を受けた場合は、終了して1か月は空けないと抗がん剤治療は施行できないのです。抗がん剤の開始は、さらに1か月後になります」

治療開始の時期がさらに遅れることになり、患者さんは大きく落胆していました。

しかし私は、何を根拠に「高周波ハイパーサーミア療法の施行後1か月は抗がん剤治療ができない」というのか理解できません。勉強不足で知らないとしても、そのような勝手な断定はできないはずです。代替医療への嫌悪から、このようことをいったのではないかとさえ思われます。

また、こんな患者さんもいました。その方は肺がんで、別の病院で放射線治療を受け、そのあと間質性肺炎を発症しました。医師からは「同疾患の活動性のマーカーであるKL－6の値が高いので、放射線治療前に行っていた再発予防のための抗がん剤治療はできない」といわれたとのことでした。実際、KL－6が高値でも、抗がん剤によって間質性肺炎が増悪することはないことが立証されています（Cancer Invest. 2015:33:516-521）。

これも医師の勉強不足が招いた事態で、治療が遅れてしまいます。患者さんはもう治療法はないのかと落ち込んでおられたので、私は少量の抗がん剤と高周波ハイパーサーミア療法を行いました。この治療を開始して約3年経過しますが、肺がんの再発はありません。

もちろんがん専門医のなかには、抗がん剤治療と高周波ハイパーサーミア療法を併用して行うことで相乗効果が得られることを理解されていて、当クリニックに抗がん剤治療を受ける（受けている）患者さんを紹介してくださる聡明な先生もおられます。しかしそのような患者思いの、勉強熱心な医師は、やはり開業して大病院の呪縛から逃れている医師に限られます。大学病院から紹介されるようなことは皆無です。

医師の誤解による言葉に惑わされる患者さんは少なくありません。本書で、そうした誤解を解いていただければと思っています。

がん温熱療法の原理とメリット

患者さんは寝ているだけ

高周波ハイパーサーミア療法の原理とやり方を簡単に紹介しましょう。日本で保険診療として認められている高周波ハイパーサーミア療法の治療機器は「サーモトロンＲＦ－８」（山本ビジター社製）のみです。

左の**写真**を見てください。患者さんは仰向けになり、機器の電極となっている部分にからだの左右（あるいは前後）が軽く挟まれる状態で治療が行われます。電源を入れると両電極からＲＦ波（ラジオ波）がからだを通電します。

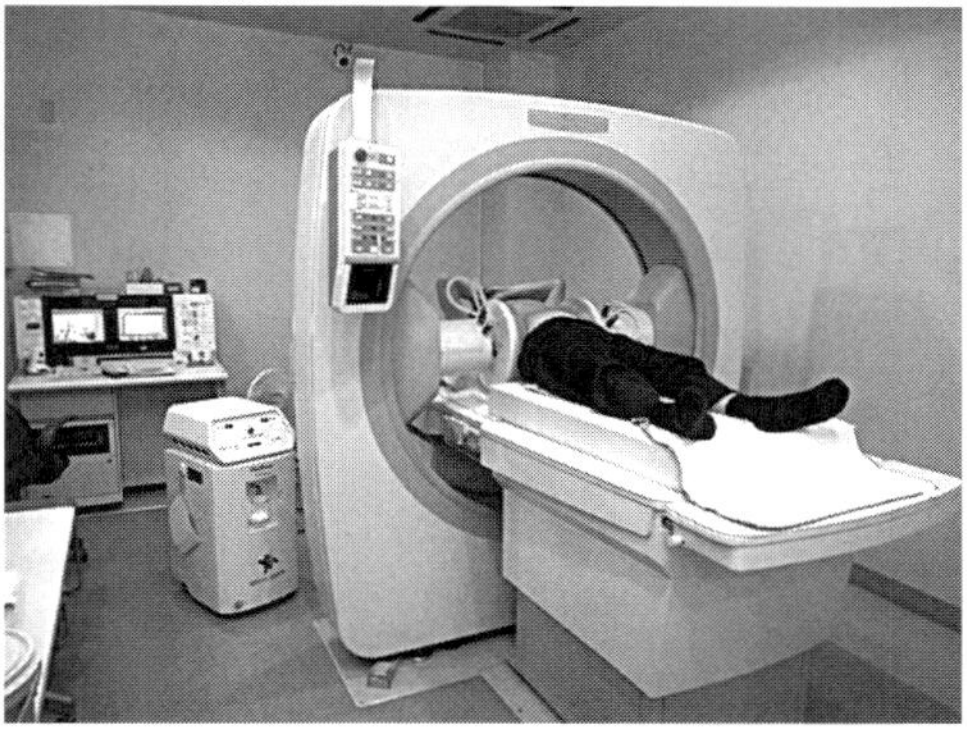

高周波ハイパーサーミア療法治療機器
「サーモトロンRF-8」

するとからだの深部（病巣）では電子が1秒間に約８００万回も回転し、それが組織をふるわせ、摩擦熱を発生させます（**図9**）。

電子だからこそ、からだの深部で作用させることができるわけです。

温度設定は、がん細胞が死滅する43℃程度です。治療が始まると周辺の筋肉などの組織の温度も上昇しますが、このとき健康な組織は血流を通常より9～10倍ほどふやして、組織内の温度上昇を抑えようとします。熱を血液に流すわけです。

図9　高周波ハイパーサーミア治療の原理

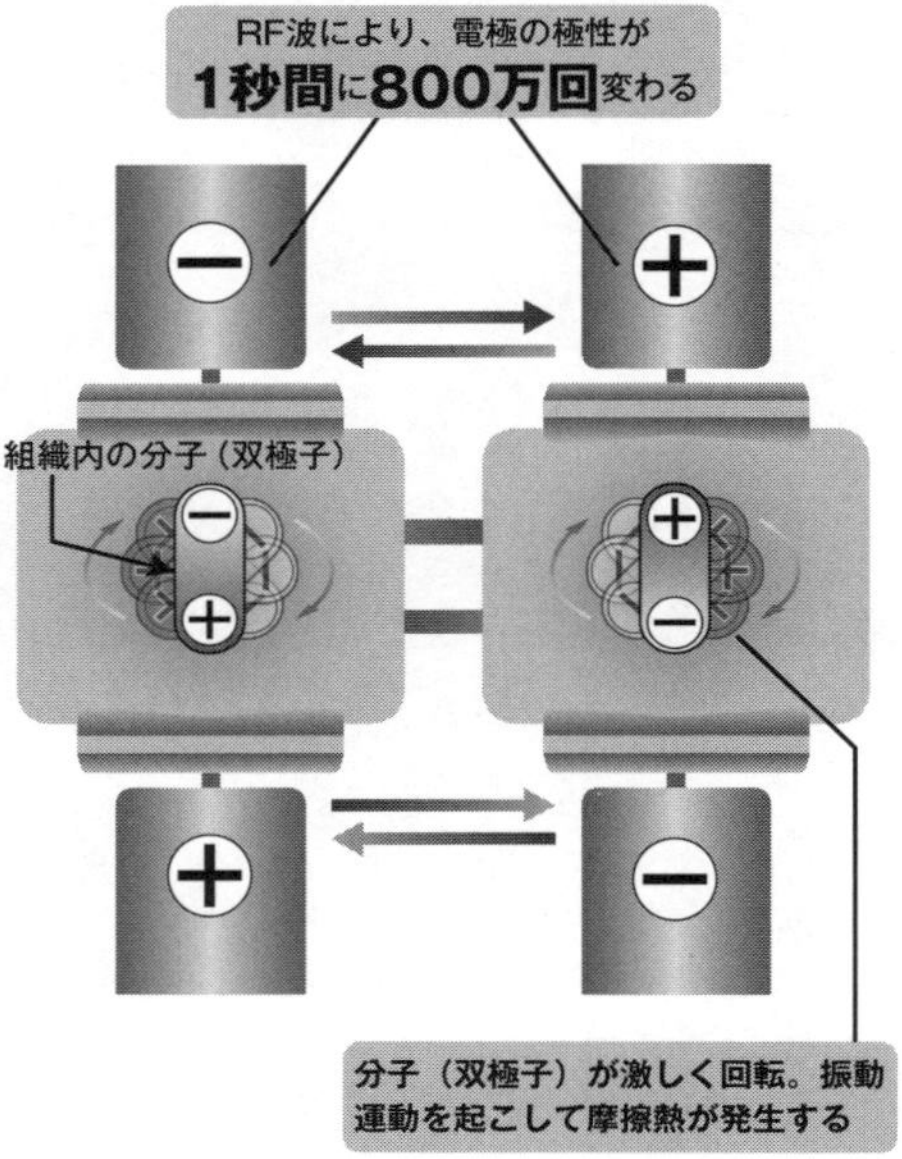

両電極に通電されるRF波（高周波）によって組織の双極子およびイオンが、1秒間に約800万回もの急速な回転、移動動作を起こし、摩擦熱を発生させる

しかし、がん組織にはこのような血流量をふやす作用がありません（ふえても2倍程度）。治療機器によってもたらされる熱は、がん組織に徐々にたまっていきます（**図10**）。

がん組織にはいろいろなタイプがあり、部位によって、患者さんによって異なっています。しかし、熱によってダメージを受ける傾向はどのタイプのがん細胞でも変わることはありません。42・5℃以上になると、いずれのがん細胞も生存率が著しく低下し死滅していきます（**図11**）。

がん組織というのは、急速な細胞増殖でできあがったものです。がん組織を養うための血管（新生血管）も、猛烈なスピードでつくられています。突貫工事のようなものですから、がんの新生血管は柔軟性がなく、拡張しません。加温によって熱をためやすく、温熱効果が上がりやすいわけです。

高周波ハイパーサーミア療法時の看護ケアが大事

がん治療を行っている患者さんというのは、初めてのときはとくに、治療に対してとて

図10　加湿による正常組織と腫瘍組織の血流量の変動

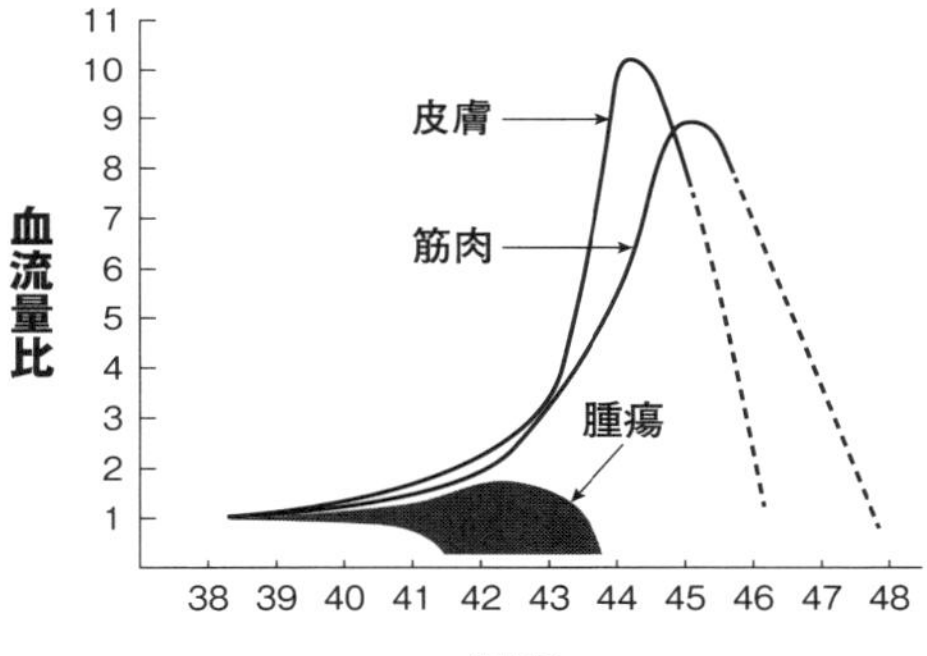

Song CW, Cancer Res 1984;44:4721-30

図11　がん細胞の生存率

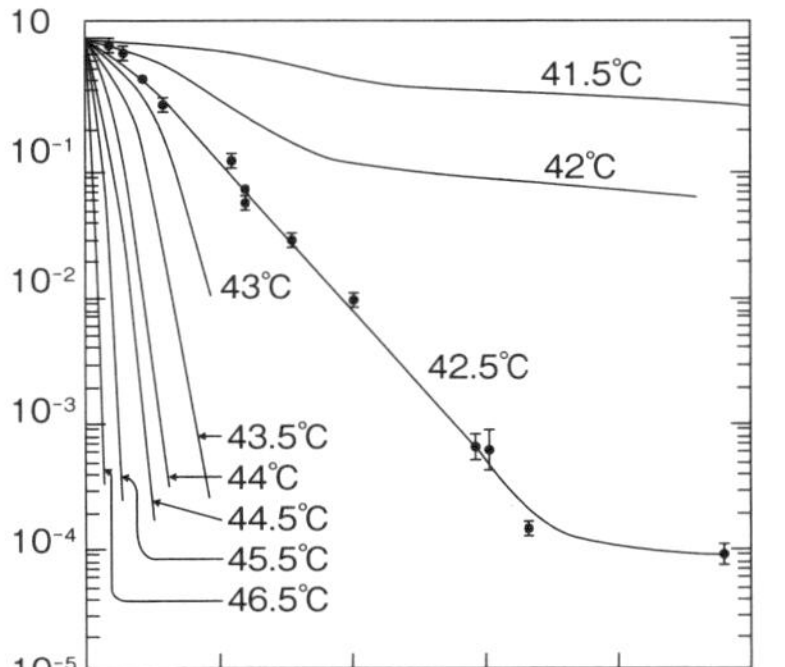

Dewey, Radiology 1977;123:463-74

がん細胞は42.5℃以上で生存率が著しく低下。温熱感受性は組織型にあまり左右されない

も緊張しているものです。そこで高周波ハイパーサーミア療法の担当看護師は、最初に大まかな治療の流れを説明し、患者さんの横に立ち、すぐに対応できる態勢を示すことを心がけています。

こうしたケアは、患者さんの体型、熱さへの耐性、あるいは性格などによっても異なります。たとえば痩せ型の人には体型に合った機器の道具を使い、凹みの箇所にはゼリーを乗せ、骨格に合わせて機器の密着性を改善します。これによって、治療中がより楽になるのです。

高周波ハイパーサーミア療法は、1回に40分をかけて行われます。看護師はできるだけ苦痛のないように、姿勢が楽になるように配慮します。腕を乗せたり、寝心地をよくできるように、クッションなどを使用することもあります。

治療中は会話もできるので、お話をしながら過ごしたいと希望する患者さんには、会話しながらリラックスしてもらっています。治療中、ゆっくり休みながら音楽を聴いて過ごすこともできます。

治療中の快適な環境は患者さんごとに異なるので、できるだけその患者さんの治療効果が上がるように、リラックスして治療を受けてもらうことが必要になります。そのために、個々の患者さんごとに配慮して対応することが非常に重要なのです。

副作用はないのか?

高周波ハイパーサーミア療法ではとくに重篤な副作用はありませんが、以下のようなことが起こる場合があります。

加温中は皮膚表面がピリピリしたり、熱を感じることがありますが、軽度なので不快に感じるほどではありません。治療後、まれに低温やけどによる水疱や皮下脂肪にしこりができて鈍痛が起こることがありますが、1～2週間で自然に周辺組織になじみ、鈍痛も消えていきます。気になる場合には、治療間隔を調整します。

また、発汗によって一時的に軽い脱水状態になり、このために治療後、起立時に気分不良などが起こる可能性があります。これは、治療の数時間前から十分な水分を摂取しておけば予防できます。施行後も、積極的に水分摂取を心がけます。

高齢者や体力が低下している人の場合、発汗による脱水で治療後から数日、だるさを感じることがあります。その場合は、症状によって治療間隔を調整して対処します。

まれに、消化器系のがん患者さんで腸に機械的な狭窄がある場合に、加温によって腸管

表1　高周波ハイパーサーミア治療を組み合わせた場合の治療結果

適応／脳・眼球を除くすべての固形がんのすべてのステージ

●エビデンス

	放射線治療併用	化学療法併用	化学放射線療法併用
食道がん	有効性証明		有効性証明
直腸がん	有効性証明		
膵臓がん		有効性証明	
肝臓がん		有効性証明	
乳がん	有効性証明		
非小細胞肺がん	有効性証明	有効性証明	
頭頸部がん	有効性証明		
膀胱がん	有効性証明		
子宮頸がん	有効性証明		
卵巣がん		有効性証明	
悪性黒色腫	有効性証明		
高悪性度軟部肉腫		有効性証明	
がん性腹膜炎		有効性証明	

有効性証明　メタアリシスまたは Phase Ⅲ studuy に基づくレベルⅠエビデンス
有効性報告　Phase Ⅱ study に基づくエビデンス

Clinical evidence of hyperthern1ia T.Ohguri.Thermal Med,31 (2):5-12,2015

の蠕動《ぜんどう》運動が亢進し、腸閉塞などを起こす可能性もあります。そのような危険性がある場合には、治療は慎重に進められます。

眼と脳以外のがんのすべてのステージに有効

産業医科大学医学部の大栗隆行《おおぐりたかゆき》准教授は、さまざまながん治療において、抗がん剤や放射線の標準治療に並行して高周波ハイパーサーミア療法（さらに次項で述べる高圧酸素療法）を積極的に活用し、一定の治療成果を上げておられます。

大栗先生は、抗がん剤治療および放射線治療に高周波ハイパーサーミア療法を組み合わせたときの結果について、**表1**のような報告をしています。主要ながんにはすべて効果がある可能性があります。

がん疾患に対する高周波ハイパーサーミア療法は、脳・眼球を除くすべての固形がんに対して行うことができます。また、すべてのステージで効果が期待できます。

ただし、以下の場合には高周波ハイパーサーミア療法ができません。医師と十分に相談してください。

①ペースメーカーや加温部位にステントなどの金属が入っている（血流の多い部分にステントが留置されている場合は慎重な注意のもとで施術が可能）
②全身状態が悪い
③心臓、腎臓の機能が低下している
④適応外の病気（脳や眼球と血液のがん）
⑤意思の疎通が困難
⑥妊娠中
⑦栄養状態が極端に悪い

がん患者さんががん温熱療法を行うメリット

がん温熱療法としての高周波ハイパーサーミア療法の目的は、第一に、がん組織に熱を加えることによってがん細胞の活性をストップさせ、死滅させることにあります。しかしほかの面でも、以下のように、がん治療に対して大きなメリットが期待できます。

全身の免疫力を活性化させる

ＲＦ波を組織に加えると、がん組織の温度は42～44℃に上がり、その周辺の正常な組織は40～42℃程度になります（**図12**）。このとき周辺の組織では「マイルドハイパーサーミア」の状態となり、全身の免疫細胞（樹状細胞、ＮＫ細胞など）が活性化します。インターフェロン－γ等の物質がさかんに分泌され、免疫応答をよくすることがわかっています。

また、すでに述べた「放射線のアブスコパル効果」（放射線を照射した部位から遠く離れた転移がん組織も縮小する）と同じような効果も期待できます。つまり高周波ハイパー

図12　ハイパーサーミア治療の仕組み

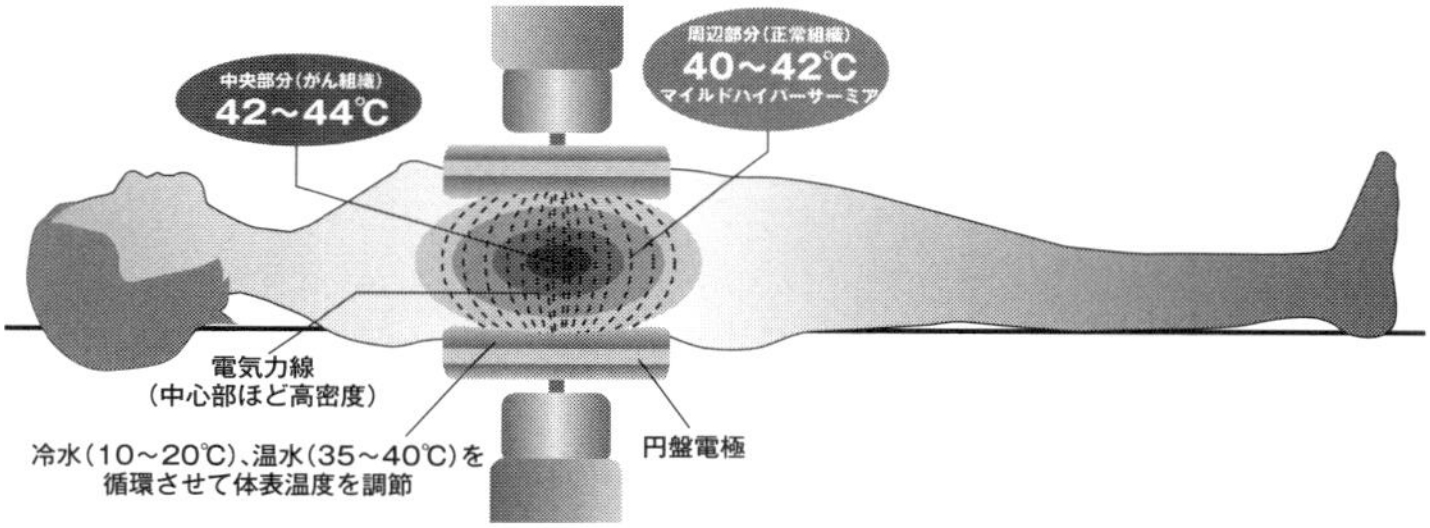

サーミア療法によって死滅したがん細胞の残骸を樹状細胞などの貪食免疫細胞が食べ、その情報を提示することによって、「このような細胞を見つけたら攻撃して殺せ」という指令が免疫システム全体に広がり、全身のがん免疫のパワーが増強されるというわけです。

がん細胞はもともと自分自身の細胞なので、免疫システムはがん細胞をすぐに外敵とみなすことができません。このため、がん免疫が活性化しにくいのです。しかし高周波ハイパーサーミア療法によってがん組織の死骸が血液中に流れ、貪食細胞である樹状細胞がそれを食べることで、がん免疫が活性化していく好循環が生まれます。

さらに、がん患者さんの体内には、免疫を抑制する骨髄由来免疫抑制細胞（ＭＤＳＣ）が増加するために、さらなるがん細胞の発生および増殖が起こりやすい状態になっています。がんになるとがん細胞のせいでよけいに免疫力が衰えてしまい、がん組織の増殖とともに進行は加速度的に早まっていくのです。

高周波ハイパーサーミア療法を行うと、がん細胞によって増加するＭＤＳＣが減少し、免疫抑制に向かう仕組みが解除されやすくなります。免疫力は低下せず、高まっていくことで、がん細胞への攻撃と破壊が行われやすくなります。

ＱＯＬ（生活の質）を高める

高周波ハイパーサーミア療法には、薬の副作用のようなマイナスの作用はほとんど起こりません。むしろ相乗効果として、大きなメリットが得られることが期待できます。

それは、簡単にいえば日常生活が「元気になる」「快適になる」ということです。

その指標としてＱＯＬ（Quality of Life ＝生活の質）といういい方がありますが、高周波ハイパーサーミア療法によってＱＯＬが上がるのです。

その理由の一つとして、高周波ハイパーサーミア療法を継続して行ったときに脳内でふえる「エンドルフィン」という物質の作用が考えられます。

エンドルフィンは「幸福ホルモン」とも呼ばれるもので、何かに熱中しているとき、楽しくて夢中になっているとき、あるいはランニングのような持久的な運動を継続して行っているときなどに、脳内で盛んに分泌される脳内物質です。

エンドルフィンには痛みを軽くしたり、感じなくさせる作用があります。また、不安感が薄まって気分がよくなり、ぐっすり眠れる、食事がおいしい、気分がよくなる、というような効果をもたらします。結果として、元気になってくるのです。

がんが進行した患者さんの多くには、食欲不振、体重減少、全身衰弱、全身倦怠などが見られます。これはがんによる機能障害で、「悪液質」と呼ばれるものです。また抗がん剤などの副作用として、同様の症状が現れてくることも少なくありません。これらの不快な症状や感覚、機能障害などに対しても、エンドルフィンの作用は好ましい方向にはたらくと考えられます。

肝転移が認められて余命1か月と宣告されたステージⅣの膵がんの患者さんは、やはり悪液質の状態に陥っていました。この患者さんに対して温熱化学療法(高周波ハイパーサーミア療法3回/週＋少量抗がん剤投与)を行うと、3か月目には歩行が可能になり、腫瘍マーカーも正常化した、という報告があります。

標準治療との併用で得られる大きな治療効果

抗がん剤・放射線との相乗効果

抗がん剤や放射線の治療を行うときに、高周波ハイパーサーミア療法を併用して行うことで、いくつかの相乗効果が得られることがわかっています。

抗がん剤などの薬物療法においては、高周波ハイパーサーミア療法の併用によって、がん組織における薬剤の有効成分の取り込み量がふえます。このため、薬剤の用量を標準よりも少量にして行うことができます。抗がん剤の量は、高周波ハイパーサーミア療法との併用で2〜5分の1まで減らすことができるといわれます。10分の1の量にしても通常の効果が得られた、という報告もあります。

抗がん剤の量が少なくなれば当然、副作用も少なくなります。うまくいけば患者さんの免疫力を落とすことなく、副作用の症状もより軽い状態で、抗がん剤本来の効果を得ることが期待できるわけです。

また、抗がん剤はくり返し投与すると耐性ができて効果がなくなることが多いのですが、そのような場合にも高周波ハイパーサーミア療法を組み合わせることで、再度効果を発揮するようになることも報告されています。

がん温熱療法＋放射線＋抗がん剤の併用が功を奏した

前述のように、高周波ハイパーサーミア療法は放射線治療とあわせて行っても相乗効果が高まります。さらに抗がん剤も含めた3つの併用によって、難治がんに一定の効果が現れたという報告があります。この3つを一緒に行うがん治療は、「温熱化学放射線療法」と呼ばれています。

早期発見が難しく治療もなかなかうまくいかないがん疾患として、膵がんや胆管がんがあげられます。患者さんが増加している一方で、有効な治療法さえ定まっていないのが現状です。

これらの難しいがんに対して、群馬大学病態総合外科学の小林《こばやし》力《つとむ》先生らの研究グループは、「温熱化学放射線療法」の有効性を過去にさかのぼって検討し、2010年に報告しています。概要は以下のとおりです。

対象は、1995年1月から2010年6月までに経験した切除不能膵がん30人、切除不能胆管がん23人です。「温熱化学放射線療法」は、①抗がん剤はゲムシタビン400mg／m²／週、②放射線は2Gy／日（計50Gy）、③高周波ハイパーサーミア療法は放射線照射野の中心部を最高温度43℃で60分間施行、という方法で行われました。

その結果、膵がんでは、ゲムシタビン単独群20人の奏効率は5％だったのに対し、温熱化学放射線療法群10人では30％。胆管がんでは、ゲムシタビン単独群6人の奏効率が0％、放射線療法群12人の奏効率が17％だったのに対し、温熱化学放射線療法群5人では40％と高い効果が得られました。

非常に興味深い研究結果ですが、当クリニックでは放射線治療ができません。

そこで、放射線治療を行える病院と提携しながら「温熱化学放射線療法」を行い、さらに後述する「高圧酸素療法」も加えて、難治性のがん患者さんにも集学的に対応していきたいと考えています。

抗がん剤との併用は「薬剤の半減期」を理解して行う

がん患者さんに高周波ハイパーサーミア療法を行う場合、抗がん剤の計画があれば、併

表2 抗がん剤の点滴後の血中濃度半減期

シスプラチン（シスプラチン®）	100時間
酒石酸ビノレルビル（ナベルビン®）	33時間
パクリタキセル（タキソール®）	10～16時間
エトポシド (VP-16®)	6～12時間
塩酸イリノテカン（カンプト®）	6～12時間
シクロフォスファミド（エンドキサン®）	4.7～8.7時間
ホリナートカルシウム（ロイコボリン®）	5時間
メトトレキセート（メソトレキセート®）	3～15時間（用量依存性）
カルボプラチン（パラプラチン®）	1.3～1.7時間
ドセタキセル（タキソテール®）	46分
塩酸ゲムシタビン（ジェムサール®）	19分
フルオロラシル（5-FU®）	19分
オキサリプラチン（エルプラット®）	数分

用の効果をできるだけ大きく期待できる形でスケジュールを考えなければいけません。抗がん剤の薬理作用がからだに残っている間に高周波ハイパーサーミア療法を受けることが重要になるわけですが、そのためには使用する抗がん剤の「半減期」を理解しておくことが必要になります（点滴投与の場合）。

薬剤の半減期というのは、用法どおりに服用したときに有効成分が血中濃度の最高値の半分以下になるまでの時間です。

高周波ハイパーサーミア療法と抗がん剤点滴を併用する場合には、抗がん剤の血中濃度半減期（**表2**）を参考にしながら高周波ハイパーサーミア療法のタイミングを考えます。たとえば、使用する抗がん剤の半減期が短い場合は、抗がん剤を点滴する前に高周波ハイパーサーミア療法を行います。半減期が長い場合は、抗がん剤点滴後に施行します。

高周波ハイパーサーミア療法を施行したあと2～4時間は、患部の温度は上昇していて、患部周辺の血流は約1日の間はふえていると考えられています。この高周波ハイパーサーミア療法の作用と抗がん剤の作用が一緒に得られるタイミングが必要なのです。

経口投与（口から飲用で服用する）の抗がん剤の場合は、抗がん剤の血中濃度が安定していればいつでも高周波ハイパーサーミア療法を行えます。施行回数としては、服用中に1週間に1～2回を目安とします。

抗がん剤治療と高周波ハイパーサーミア療法を同時に受けられる医療機関は、あまり多くありません。ほかの病院で抗がん剤治療を受けながら、別のクリニックなどで高周波ハイパーサーミア療法を受ける場合には、以上のことに留意して高周波ハイパーサーミア療法を受けるクリニックに抗がん剤治療の内容を伝えておく必要があります。

がん温熱療法自体に増殖・転移を防ぐ作用も

高周波ハイパーサーミア療法によるHSPの増加

温熱療法（高周波ハイパーサーミア療法）の効果の一つとして、ＨＳＰ（Heat Shock Protein）という物質があるのをご存じでしょうか。ＨＳＰは、熱などの物理的なストレスを受けた細胞内にふえるタンパク質で、これが細胞を熱から守ったり、熱によって壊れかけた細胞を修復したりする役割を果たしてくれます。

がん温熱療法（高周波ハイパーサーミア療法）でも、ＨＳＰが次のような役割を果たして効果を上げていることがわかっています。

ＨＳＰの役割は、抗がん剤の副作用を軽減することです。

抗がん剤はもちろん、がん治療のために行うのですが、それがかえってがん細胞の増殖、転移、浸潤を促進してしまうということが、最近になってわかってきました。高周波ハイパーサーミア療法は、このとんでもない抗がん剤の副作用を防止することができます。こ

表3　膵がんに対する温熱療法の効果

	化学療法(ジェムサール)単独	温熱療法＋化学療法
局所制御率	14.3%	**57.1%**
中間生存日数	198日	**327日**

(石川ら・2008年)

のとき、活躍するのがＨＳＰです。

抗がん剤が効かなくなる仕組みにはいろいろなルートがありますが、その一つにがん細胞内にある増殖因子「ＮＦ－κＢ」を活性化させるという道があります。ＮＦ－κＢは、細胞が分裂するときに遺伝子をコピーする転写因子です。この因子を抗がん剤が促進してしまうことがあるのです。結果として、がん増殖、転移がさらに進んでいきます。

ところが高周波ハイパーサーミア療法を行うと、まず細胞にＨＳＰがふえます。ＨＳＰにはいろいろな種類がありますが、なかでもＨＳＰ－70というタンパク質は、このＮＦ－κＢの活性化を防止するのです。

実際に、膵がんの患者さんで高周波ハイパーサーミア療法に抗がん剤（ジェムザール）治療を併用した結果、生存率が大幅に伸びたというデータが報告されています（表3）。

よく処方されている胃薬にもHSP増強効果がある

高周波ハイパーサーミア療法によって体内にふえるＨＳＰ－70という

タンパク質が、がん細胞の増殖因子を抑制する（増殖や転移を防ぐ）というお話をしました。

この有効なタンパク質をふやす作用は、最近高周波ハイパーサーミア療法だけではなく、よく使われるおなじみの薬剤にもあることがわかってきました。その意外な薬剤とは、胃粘膜保護剤として普及している処方薬「セルベックス」です。

セルベックスと高周波ハイパーサーミア療法を併用したところ、がんの原発巣からの肺転移が明らかに抑えられた、という興味深い報告があります。また、セルベックスがＨＳＰ－70を増加させることにより、これががんのマーカーとなって免疫細胞を活性化させ、がん免疫力を強めたという報告もなされています。

ＨＳＰ－70の刺激によってＴ細胞で起こる影響について調べた研究では、「ヘルパーＴ細胞はＨＳＰ－70とＩＬ－２による二重の刺激によって有意に高い増殖率（36％）がもたらされた」と報告されています。

ＨＳＰ－70にはまた、体力を回復させ、からだを元気にし、痛みを軽減する作用もあるとされています。これを安価な胃薬がふやしてくれるのですから、がん治療を行っている患者さんで胃薬が必要な人は、もっと積極的に処方されてしかるべきだと思います。

EMTを抑制してがん転移を防ぐ

高周波ハイパーサーミア療法は、ほかの面からもがんの浸潤や転移を抑える可能性が指摘されています。

図13　当院におけるハイパーサーミア治療統計
(平成27年2月から)

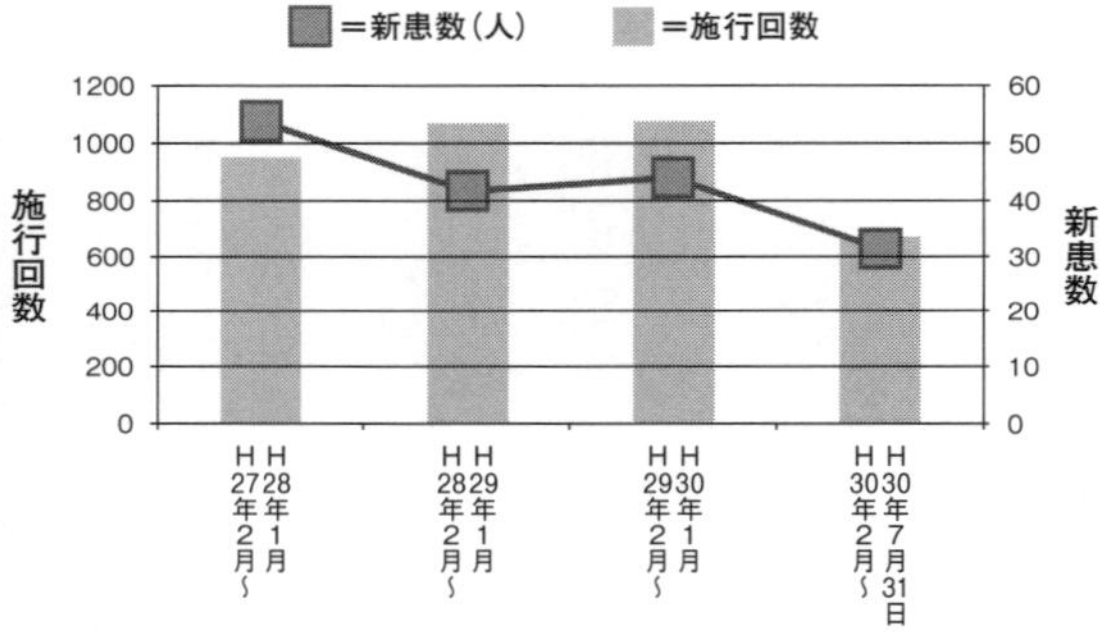

ハイパーサーミア施行症例

原発性肺がん	29	膵がん	23	乳がん	18
転移性肺がん	17	頭頸部がん	13	原発性肝がん	13
転移性肝がん	10	胃がん	9	前立腺がん	9
肝内胆管がん	8	子宮がん	8	卵巣がん	4
食道がん	4	大腸がん	4	転移性骨腫瘍	3
膀胱がん	2	胆嚢がん	2	小腸がん	2
骨肉腫	2	後腹膜腫瘍	1		

がん細胞がからだに浸潤、転移していくときには、上皮間葉移行（ＥＭＴ＝Epithelial Mesenchymal Transition）と呼ばれる生理的な過程が必要です。

がんの悪性度は基本的に、転移しやすいかどうかです。転移する能力をもたない腫瘍は「がん」ではなく良性腫瘍です。つまり、がん細胞の増殖に関連してＥＭＴが起こらなければ、がんは良性腫瘍のようにおとなしくしてくれているわけです。

高周波ハイパーサーミア療法は、このＥＭＴを抑制するので、がんの浸潤や転移を抑え、がんの悪性度を下げるという研究結果が報告されています。

高周波ハイパーサーミア療法には、がんの標準治療が示すような力はありません。しかし、放射線療法、抗がん剤療法、免疫療法などと組み合わせ、併用することで、大きな相乗効果を発揮することが期待できます。

がん専門医の先生方も、標準治療の標準的な方法に固執せず、高周波ハイパーサーミア療法の効果を理解してもらえたら、がん難民の患者さんたちはもっと光が見いだせるのではないかと思います。

少しでも患者さんのために活用してもらえるよう、願っています（図13）。

がん治療のための「高圧酸素療法」とは

保険適用の高圧酸素療法をがん治療に導入

高気圧酸素治療装置という機械があることは、多くの方がご存じだと思います。

2002年に行われた日韓ワールドカップの直前に骨折をしたイングランドのベッカム選手は、高圧酸素療法によって、たった2か月で驚異的な回復をはたしました。そして元気に本戦に出場したのです。これは当時、大きな話題となりました。

その後、高気圧酸素治療装置は一部の富裕層が疲労回復や健康増進のために自宅に備えて使ったり、高額なスポーツ施設や自費医療機関などに置いたりしました。疲労やケガの回復には、たしかにとても効果的だったからです。

その効果は現在では、2気圧以上に気圧を上昇させられる装置のみが高圧酸素療法として保険適用の医療に使われています。適応症としては、脳梗塞、腸閉塞、一酸化炭素中毒などの急性疾患です。疲労やケガの回復の原理と同じように、患部や脳に高濃度の酸素を供給することで急速な治癒・回復を期待できるのです。耳鼻科領域では、突発性難聴の治療に使われます。

この高圧酸素療法が、最近ではがん治療に有効であることがわかってきました。前述した高周波ハイパーサーミア療法同様、副作用がなく、むしろ全身が元気になる治療法です。高圧酸素療法は、この治療単独でがん組織の活性を抑える効果が得られますが、高周波ハイパーサーミア療法同様に抗がん剤や放射線との併用で相乗効果を示すこともわかっています。がん治療においては、抗がん剤や放射線と併用する場合には、高圧酸素療法の保険適用が認められています。

高圧酸素療法は、どのような作用でがん治療に貢献してくれるのでしょうか。

その前に、まず高圧酸素療法とはどのような原理で行われるのか、どのような作用で効果が現れるのか、基本的な原理を押さえておきたいと思います。

高圧酸素療法は、体内への酸素供給量を通常より高めることで、からだの回復力を大幅にアップする治療法です。酸素というのは、それほどケガや病気の回復に重要なものなのです。

一酸化炭素中毒というのは、一酸化炭素が血液中のヘモグロビンにくっついて起こります。一酸化炭素がくっついたヘモグロビンは、いくら肺で空気中の酸素と出会っても酸素を取り込むことができません。両手に一酸化炭素をもたされてしまったので、もう酸素をもつ手がなくなってしまったのです。一酸化炭素をもったヘモグロビンは酸素なしで全身をめぐるため、脳や筋肉などの必要な細胞に酸素を供給できず、からだは酸素不足ですぐに生命を維持できなくなってしまいます。

急性脳梗塞や心筋梗塞は、血管が詰まることで同様の酸素不足が局所的に起こった疾患です。詰まった血管より先の組織は急激に酸素不足に陥り、壊死を起こします。

このような救急時はとにかく、より多くの酸素を患部（全身）に送らなければいけません。高圧酸素療法は、血液中の酸素をふやすことによって、それを実行するわけです。

気圧を上げて体内の溶解型酸素をふやす

酸素は、血液に乗って全身をめぐります。そのほとんどは、呼吸で取り入れた空気中の酸素が肺胞で血液中のヘモグロビン（赤血球）にくっついて運ばれるものです。これは「結合型酸素」と呼ばれ、血液中の酸素の97％を占めています。

私たちが利用している酸素はこれだけではありません。肺胞では、ヘモグロビンにくっついている酸素以外にも、血液（の液体）自体に溶け込んでいく酸素もわずかながらあります。これは「溶解型酸素」と呼ばれ、血液中の酸素の３％程度存在しています。

結合型酸素の量はヘモグロビンの数に依存しているので、一酸化炭素中毒のような場合には、いくら濃度の高い酸素を吸入させても効果はありません。そこで、３％しかない溶解型酸素をもっとふやそうというときに、高圧酸素療法が役立つわけです。

酸素や二酸化炭素が液体に溶ける量は、気圧に比例します。気圧が高くなると溶ける量もふえます

高原でビールをつぐと泡ばかりになるのは、気圧が低いために、ビールに溶けていた炭酸ガスがどんどん水から出て行くからです。また、飲みかけの炭酸水の保存用として、ポンプ式に内圧を高める栓があります。これも、水に溶けている炭酸ガスが高い気圧によって閉じ込められる作用を利用したものです。

人間の肺でも、酸素が血液に溶ける量は、気圧が高いほど多くなります。台風のような低気圧が来ていると調子が悪いという人がいますが、これは気圧が低いために溶解型酸素の量が少なくなるため、ということもあると思います。

いずれにしても、通常の気圧で３％しかない溶解型酸素をふやしたいのであれば、気圧

を上げるしかありません。それを天気任せにしないで機械で行うのが、高圧酸素療法の発想なのです。

高圧酸素療法を受ける人は、高い気圧が保たれるタンクの中に入り、高い気圧のなかで呼吸していればよいだけです。

高気圧酸素治療装置というと、多くの人は、酸素濃度の高い空気の充満した治療装置に入ることと思っているようです。しかし実際は、治療装置の中と外の空気は同じもので、酸素量も変わることはありません。そこで血液中の酸素がふえるのは、気圧が上げられたために、呼吸によって血液に溶ける酸素（溶解型酸素）量がふえるからなのです。

医療用高気圧酸素治療装置の強力な効果

民間療法として行われている酸素カプセル内の気圧は、1・1～1・5気圧程度です。酸素を取り込む量も、通常の20％からせいぜい10％上がる程度です。

しかし、がん治療に利用する医療用高圧酸素療法では、さらに効率的な酸素吸収が必要で、患者さんが入るタンク内は2～2・5気圧まで上げられます。このことで空気中の酸素のほぼ100％をからだに取り入れることが可能になります。

当クリニックでは「小池メディカル」社製の高気圧酸素治療装置**（写真）**を使っています。心電図と血圧計が設置されているので、患者さんの全身状態を把握しながら治療できることは安心です。

あとでくわしく述べるように、放射線治療は低酸素状態では効果が現れにくいのですが、高圧酸素療法を併用することで、その治療効果を高めることができます。これは、抗がん剤でも同様と考えられています。

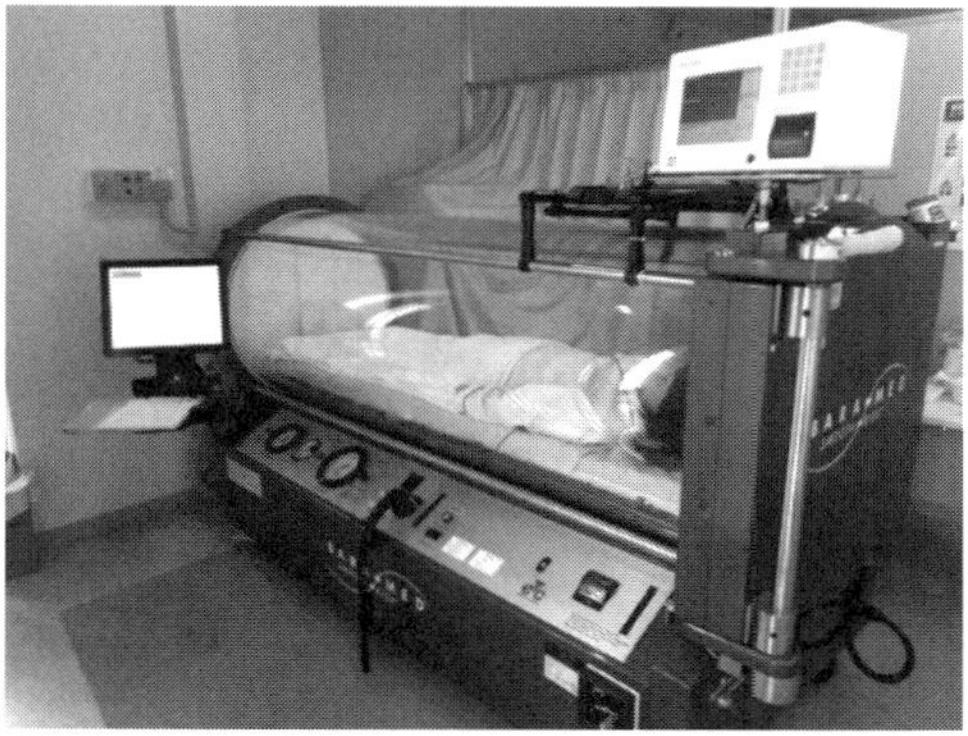

高気圧酸素治療装置

治療中、装置内と医療スタッフとの間で会話ができ、全身状態を管理するための高気圧環境下でも使用できる心電図モニターと血圧計を備えている。治療が90分と長いので、テレビやDVD、CDの鑑賞も可能。

がん縮小のために、副作用を覚悟して行う放射線治療、あるいは抗がん剤治療ですから、できるかぎりの効果を得たいものです。高圧酸素療法や高周波ハイパーサーミア療法はそのために有用であることがわかっているのですが（しかも保険適用が認められています）、これらを標準治療に併用して実施してくれる病院はなかなかありません。

放射線と抗がん剤を同時に行う化学放射線

治療はよく行われていますが、さらに高圧酸素療法や高周波ハイパーサーミア療法を組み合わせて、もっと積極的に相乗効果を得る努力をすべきだと私は考えています。

なお、高圧酸素療法による合併症として、まれに耳痛、中耳炎があります。空気圧が高まるために鼓膜の「耳抜き」が必要になるのですが、上手にできない患者さんはこれらの可能性があります。しかし、多くの患者さんは問題なく高圧酸素療法を受けることができます。

私自身、産業医科大学の学生時代に実習で高圧酸素療法の治療を体験することが数回ありましたが、気圧上昇時に唾液の嚥下《えんげ》をくり返すことにより、うまく耳抜きをすることができ、不快な症状もなく治療を体験できました。

高圧酸素療法は、なぜがん治療に効果があるのか

すべての患者さんにとって好ましい作用

高圧酸素療法の作用は、いうまでもなく血液中に通常よりたくさんの酸素を溶かし込むことによって全身の組織により多くの酸素を供給できることにあります。酸素はエネルギーのもとで、細胞にとっては片時も欠かせない物質です。

からだに備わっている「いつも元気な状態に戻ろうとする力（ホメオスターシス）」を発揮するためには十分な酸素が不可欠ですから、ストレスが多くいつもお疲れのすべての現代人に、高圧酸素療法は「健康によい」ものといえるでしょう。とくに重篤な酸素不足をきたす疾患や慢性的な疲労によいことは、前述のとおりです。

この高圧酸素療法は、またがん治療に直接的な効果が期待できることもわかっています。酸素を供給することによって、以下のように、がんの悪事を抑えてくれるからです。

がん組織の周辺に十分な酸素を供給する意義

がん細胞が増殖して大きな組織になってくると、その周辺の健康な細胞では栄養不足や酸素不足が起こってきます。がん組織周辺では血液循環が悪くなりますし、ものすごい勢いで増殖するがん細胞が血液中の栄養や酸素を奪ってしまうからです。

がん組織は、自分の組織にたくさんの血液をもたらすために、新しい血管を次々につくって自分の酸素不足だけを解消しようとします。これに成功すれば、がん組織自体が異常な増殖をくり返すばかりか、転移への経路も確保できることになります。

そこでがん細胞が利用するのが、ＨＩＦ－１（低酸素応答因子）と呼ばれる遺伝子のスイッチです。

ＨＩＦは健康な細胞にも存在しますが、酸素供給が通常どおりであればオンになることはありません。しかし、酸素や栄養を貪欲に欲しがるがん細胞は、ほかの健康な細胞よりも敏感にＨＩＦをはたらかせます。

がん細胞のＨＩＦがはたらくと、低酸素状態でもエネルギー代謝ができるようになったり（嫌気性代謝）、より多くの酸素を得るために新生血管をさかんにつくらせたり、アポトーシス（細胞の自然死）に抵抗する作用が起こります。つまり、がんの進行を急激に早めていくわけです。

簡単にいえば、がん組織が多くなると周辺が低酸素状態になり、その低酸素の環境がさらにがんの増殖・転移を促進してしまう、ということなのです。

低酸素の環境はがん組織の異常な増殖につながるわけですから、高圧酸素療法によって通常よりも多くの酸素を十分に供給することで、がんの増殖や転移を抑えられる可能性があるわけです。

標準治療、高周波ハイパーサーミア療法との併用で有効作用が増強

がんの標準治療として行われる抗がん剤治療や放射線治療に、高圧酸素療法を加えることで、抗がん剤や放射線の有効作用が増強される、ということがわかっています。その目的で使われる場合には、がん治療においても高圧酸素療法は保険適応とみなされます。

しかし、高気圧酸素治療装置を導入している病院は決して多くなく、またふえてもいないといわれています（むしろ少なくなっている傾向にあるようです）。しかも、導入している病院のなかでも、がん治療のために高圧酸素療法を行っている病院となると、ごくわずかしかありません。

このような状況なので、抗がん剤や放射線と併用して高圧酸素療法を行ったときの効果についての報告もきわめて少ないのが現状です。そうしたなかで貴重な研究成果を示しているのが、北九州市にある「戸畑共立病院」の医師グループです。

戸畑共立病院は、がん治療の標準治療（抗がん剤治療や放射線治療）に高周波ハイパーサーミア療法と高圧酸素療法を加えて治療効果を上げようとしている稀有な病院です。こ

こでの疫学的な報告から、高圧酸素療法ががん治療に果たすことができた成果がいくつかうかがえます。まとめると、以下のとおりです。

▼非小細胞性肺がんⅢ期の患者さんに対して抗がん剤を投与し、さらに高周波ハイパーサーミア療法（がん温熱療法）と高圧酸素療法を併用した場合の5年生存率は36％（全がん協からの統計では、抗がん剤のみでの5年生存率は約25％。HP：chiba-cancer-registry.org）だった。

▼同様の治療を胸郭内病変だけの非小細胞性肺がんⅣ期の患者さんに行った場合には5年生存率は26％（同統計での抗がん剤のみでの5年生存率は約5％）だった。

▼手術不能とされた膵がんの患者さんに抗がん剤と高周波ハイパーサーミア療法と高圧酸素療法を併用すると2年生存率は42％だった（抗がん剤のみだと約5％）。

これらの5年生存率はいずれも、標準治療だけを行った症例と比較して格段に良好な治療成績です。これは高圧酸素療法、高周波ハイパーサーミア療法という生物学的な理論に裏付けされた療法を、抗がん剤治療、あるいは抗がん剤と放射線を併用した治療にさらに加えた、究極の「集学的治療」による成果といえるでしょう。

以下、同病院の医師グループ（今田《いまだ》肇《はじめ》先生ら）による報告から、高圧酸素療法のがんに対する3つの有効作用をまとめておきます。

①放射線治療の抗腫瘍効果を増強する

がん組織に放射線を照射すると、がん細胞が死んで縮小します。照射した放射線ががん細胞のＤＮＡを分断するからです。しかし、このときがん組織が低酸素状態にあると、放射線の効果は薄らいでしまいます。ＤＮＡを分断するときに、酸素（フリーラジカル）が必要になるからです。

つまり、放射線治療を行うときは、がん組織に酸素がたくさんあるほうが治療効果も高まるわけです。これは「酸素効果」と呼ばれる現象で、１９５０年代から知られていました。酸素がない場合に比べて、酸素が存在する場合には、放射線の殺細胞効果は２～３倍ほど高まるといわれています。

前述の報告によると、高圧酸素療法を行ったあと約30分間は、がん組織内の酸素分圧が上昇し、また正常組織では速やかに減少していき、これによって高圧酸素療法による放射線治療の効果が増強されることが期待されます。

また、悪性グリオーマ（脳腫瘍の一種）の放射線治療で、事前に高圧酸素療法を行うことで治療効果が増した、という報告もあります。同病院では、膵がん、頭頸部がんに対しも、同様の目的で放射線治療と併用して高圧酸素療法が行われています。

②抗がん剤の抗腫瘍効果を増強する

抗がん剤ががん細胞を攻撃する武器も、最終的には酸素（フリーラジカル）です。したがって放射線治療と同じように、がん組織に酸素が少ない状態だと抗がん剤の効果が十分に得られないと考えられています。

脳腫瘍などに使われるニトロソウレア系の抗がん剤、あるいはシスプラチンなどの白金製剤（抗がん剤）は、実験レベルではありますが、高圧酸素療法と併用することで有効作用が増強することが示されています。一部のがんでは、臨床結果も出ているようです。

同病院の報告によれば、高周波ハイパーサーミア療法と抗がん剤治療（パクリタクセル＋カルボプラチン）を併用して行っている進行性非小細胞性肺がんの患者さんの約8割に対して高圧酸素療法もあわせて施行したところ、がん縮小効果が約73％まで上昇しました。

一般的に、進行性非小細胞性肺がんに対する抗がん剤治療（パクリタクセル＋カルボプラチン）のがん縮小効果は、15～40％と報告されています。高圧酸素療法の併用によって、その効果が大きく増強されたことがよくわかります。

産業医大放射線科の大栗隆行准教授らは、マウスを使った動物実験も行っています。そ

図14　がん治療の比較と成果

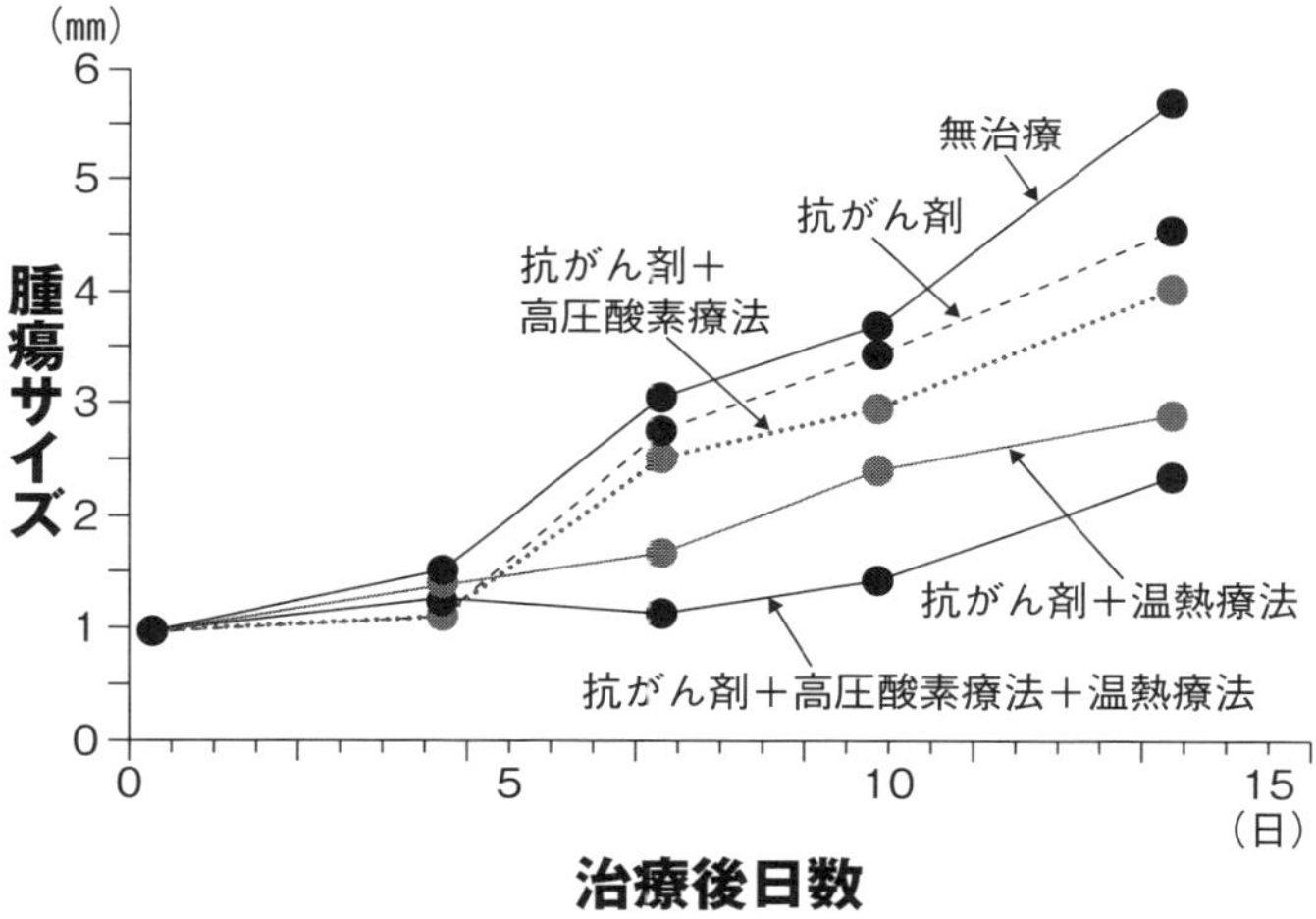

の結果、抗がん剤だけの治療に比べて、抗がん剤にがん温熱療法（高周波ハイパーサーミア療法）、高圧酸素療法を併用した治療のほうががん縮小効果が高く、三者を併用した場合に最も効果が上がったことがわかりました（図14）。

③遅発性放射線障害の治療・予防

放射線治療は、がん細胞だけに放射線を当てられるわけではなく、どうしても健康な組織も障害（副作用）を受けることになります。

放射線治療の副作用として、治療期間中から照射後数週間にわたって、下痢、食欲不振、皮膚の発赤、膀胱炎、直腸炎などが起こりますが、これらは治療が終われば改善し、やがてなくなっていきます。

しかし、それで安心というわけではありません。放射線治療の終了後、数か月から数年が経過して起こる「遅発性放射線障害」の副作用もあります（月経停止、直腸潰瘍、膀胱潰瘍、便通障害、足のむくみ、皮膚軟部組織の障害、脳壊死など）。

放射線治療のあとで高圧酸素療法を継続して行うと、この遅発性放射線障害が起こりにくくなる（軽くなる）ことがわかっています。とくに難治性の放射線膀胱炎、放射線直腸炎、放射線皮膚障害、放射線骨髄炎などには、高圧酸素療法が有効とされます。

戸畑共立病院では、放射線脳障害や放射線皮膚潰瘍に対して高圧酸素療法を実施して、よい改善が得られた症例を報告しています。また、放射線治療のあとで放射線脳障害の予防のために高圧酸素療法を行うことで、放射線白質障害（大脳白質が萎縮する副作用）の発症率を低下させることが期待できると指摘しています。

高圧酸素療法の効果を最大限に活かすために

放射線治療に高圧酸素療法を組み合わせて、放射線の作用を増強するためには、毎日の放射線治療の直前に高圧酸素療法を行う必要があります。また抗がん剤治療に組み合わせて効果を上げるためには、抗がん剤投与後（当日）に行う必要があります。

遅発性放射線障害の治療・予防の場合には、高圧酸素療法に対する時間的制約はありません。時間が経過して起こるので、放射線治療後から継続して行うことで予防や軽減につながります。

抗がん剤については、ほとんどのタイプが高圧酸素療法によってより効果が上がることがわかっています。そこで当クリニックでは、抗がん剤投与後は速やかに高周波ハイパーサーミア療法を行い、その後すぐに高圧酸素療法を施行しています。

こうすることによって腫瘍内への抗がん剤の取り込みが増加するとともに、薬剤自体の抗腫瘍効果が高まります。

後述の症例４（１４０ページ）で紹介しますが、膵がんは増加傾向にあるにも関わらず手術が可能なケースは約20％程度しかありません。がんが大きくなって手遅れになってから発見されることがほとんどです。

膵がんは病巣が低酸素状態にあることが多いため、抗がん剤や放射線の効果も上がりにくいとされています。前述のように、抗がん剤や放射線の効果は、がん組織に酸素がないと上がらないのです。

このため、がん専門医は悲観的で、比較的早い段階で「もう治療しても改善の可能性はない」と判断し、膵がんの患者さんに緩和ケアをすすめてしまうケースが多くなります。このようなときにも、高圧酸素療法を治療に加えることで予後の改善が見込まれるのではないかと私は考えています。

今後も膵がんの治療には、積極的に取り組んでいきたいと考えています。

少量抗がん剤治療という選択肢の効用

がんとの共存を目指すことも可能

当クリニックでも、抗がん剤治療を行っています。ただし、標準治療にのっとったやり方ではありません。患者さんごとに用量を考えたやり方で、結果として標準治療の5分の1～20分の1の量で、抗がん剤治療を行います。

この「少量抗がん剤治療」は、高周波ハイパーサーミア療法と高圧酸素療法とを組み合わせることで、少量であることの価値が高まると考えられます。簡単に紹介します。

がんの標準治療の目的は、がん細胞を叩いてがん組織を縮小させるところにあります。しかし、がん組織を縮小できればベストですが、なかなか困難です。下手をすると患者さんの生命力も奪ってしまいます。

しかし実際には、がん組織が小さくならなくても治療が成功することがあります。少量の抗がん剤でがん組織が一部でも破壊された場合、そのがん細胞を樹状細胞が取り込み、がんを特異的に攻撃するCTLを誘導します。少量の抗がん剤ですから免疫抑制を起こさずに、免疫系を介してがんを攻撃します。

これは「免疫化学療法」とも呼ばれています。残りのがん組織が存在していても、増殖・転移などの悪さをしない程度にがんの動きにブレーキをかけられれば、患者さんはその後の人生を元気に過ごすことができるからです。

おとなしいがんは、敵ではないのです。

そこを目指すがん治療があってもよいと、私も思います。その程度の（標準治療よりも用量が大幅に少ない）抗がん剤の使い方があってもよいのです。なぜなら、がん細胞をやっつけて組織を縮小させることばかりに眼がいって抗がん剤治療を行っていると、患者さん自身の体力が大幅に奪われてしまい、結局は負けてしまうからです。

「引き分け」にもち込むがん治療

標準治療における抗がん剤治療では、がんを徹底的に叩くことのできる用量が使われます。そのような使い方によってがんが縮小したという、科学的証拠にもとづいた治療なのです。それによって患者さんの体力が大幅に弱ることがわかっていても、とにかく悪の根源であるがん細胞を叩く、組織を小さくする、そこを第一の目標にしています。

しかし、その結果に「勝利」はありません。抗がん剤でがんをなくしてしまうことは、多くの困難がともないます。その前に、患者さんが死んでしまう現実があるからです。

がんがあっても悪さをしなければいいじゃないか、その発想で抗がん剤を見直すことができれば、すぐに「少量抗がん剤治療」という方法が浮かび上がってくるはずです。

勝利をおさめなくてもいい、からだに存在していてもいいから、こちら（患者さんのからだ）も元気に暮らせるようにする治療、つまり「引き分けにもち込む治療」です。

私は前述の三好立先生の本を読んで、このすばらしい発想に感動しました。そして、当クリニックを訪れる患者さんにも行うようにしたのです。

クリニックの院長だからこそできる治療

標準治療のガイドラインに沿って、どのような患者さんにも同じように抗がん剤治療を行うというやり方は、よく考えればかなり無理があると思います。その患者さんの体調や体力（免疫力）、病状の現れ方などはそれぞれ違うからです。

それでも同じように抗がん剤の種類、用量、投与期間などが細かく決められているのは、やはり患者さんを見ずに病気（がん）を見ている治療だからだと思います。

標準治療というのは、そういうものです。一定のマニュアルをつくるというのは、そういうことです。しかし、それをすべての患者さんに当てはめてしまうのは、医師の怠慢ではないかと思います。標準治療のやり方ですべての患者さんが弱ってしまうのであれば、やり方を変えてみるのが医師だと思います。

しかしそれは、権威のある大きな病院に勤めるがん専門医には、じつはなかなか難しいことなのです。なぜなら標準治療は権威の上に成り立つもので、それを否定することになるからです。だからこそ、開業医であるわれわれが、そのマイナス点を補っていかなければならないのだと思います。

少量抗がん剤治療という選択肢があってしかるべき

投与する抗がん剤が少量ということは、それだけ抗がん作用（がんを叩く作用）も小さくなります。なぜそんなことをするのかといえば、副作用を小さくすることによって患者さんのからだの負担を少なくしたいからです。ということは、少量抗がん剤の治療では、小さくなってしまった抗がん成分をできるかぎり大きく作用させるようにしたいわけです。それができれば、デメリットは受けずにメリットだけを獲得できるからです。

前述した高周波ハイパーサーミア療法や高圧酸素療法を併用することで、必要のない副作用をもたらすことなく、限定された（少量）抗がん剤の作用を最大限に発揮させることが期待できます。

重要なのは、患者さんの体力を落とさずに抗がん剤の効果を上げる、ということです。それが可能であれば、状況によって抗がん剤の量をふやしていく選択肢も出てきます。

標準治療は、がん治療のベースです。しかしそこに固執していては、うまくいかないこともたくさんあるのが現状です。現実を見つめ、高周波ハイパーサーミア療法や高圧酸素療法を併用する少量抗がん剤治療という選択肢も考慮して、治療計画を判断してもらえれば、救われる患者さんはもっとふえるのではないかと私は考えます。

高周波ハイパーサーミア療法も高圧酸素療法も、科学的（生物学的）根拠のある、国が保険適用を認めた治療法です。副作用がほとんどない、有効と考えられる治療は、積極的に併用してみるのが当然ではないかと思うのです。

低用量投与の有効性を示す研究報告

当クリニックの患者さんで、高齢者進行舌がんのステージⅣＡと診断された方（80代・女性）がいます。基幹病院では手術不能とされ、緩和病棟への入院をすすめられました。家族とともに相談を受けたので、当クリニックで少量抗がん剤治療を行いました。

抗がん剤（ＵＦＴ）の量を3分の1に減らし、がん治療に効果があるとされる漢方薬（補中益気湯）と、抗がん作用の副次作用をもつ「セファランチン」という薬を併用して内服してもらいました。するとがんは2か月で消失、その後も再発はありません。約10年が経過しましたが、月に1回の外来にも元気にみえています。この症例について、私は耳鼻咽喉科の専門誌（『耳鼻咽喉科臨床・２０１８年9月号』）に報告しました。

抗がん剤の低用量投与の有効性を示す研究報告はいくつかあります。ゲムシタビンやパクリタクセルという抗がん剤では、制御性T細胞の誘導（がん免疫力を下げること）を抑制することが報告されています。パクリタクセルについては、免疫を抑制する骨髄由来抑制細胞（Myeloid Derived Suppressor Cells＝MDSC）を減少させることも報告されています。

クリニックで高周波ハイパーサーミア療法を加えた6症例

当クリニックで高周波ハイパーサーミア療法を行った症例のなかから、興味深い症例について、全がん協加盟施設の生存率共同調査のホームページより予測生存率を算定し、治療効果を検討してみました。

【症例1】低用量抗がん剤との併用で有効

▼子宮体がんの多発肺転移ステージⅣ（70代・女性）

子宮体がんの多発肺転移ステージⅣの女性（70代）です。平成27年3月より低用量抗がん剤（CDDP10㎎）の投与とともに、高周波ハイパーサーミア療法の施行を開始しました。3年が経過していますが、現在も軽作業をしながら日常生活を送られています。

子宮体がんステージⅣの患者さんの3年生存率は、50％とされています。

症例1

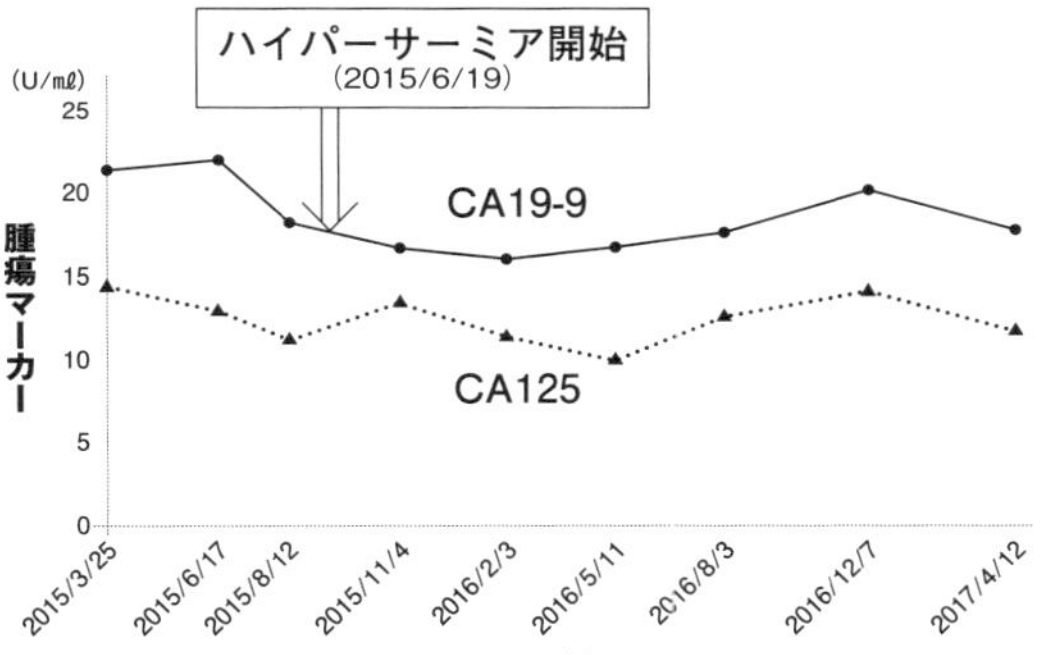

※現在も治療中（2018/8/12）

【症例2】高周波ハイパーサーミア療法だけの単独治療で有効

▼肝細胞がんステージⅣ（40代・女性）

1998年に肝細胞がんを発症、ラジオ波焼灼療法、肝動脈への抗がん剤注入療法、肝動脈塞栓術、肝部分切除術、大動脈周囲リンパ節転移に対する放射線治療を受けていました。また、治療開始から約10年後より分子標的治療薬であるネクサバールの服

症例2

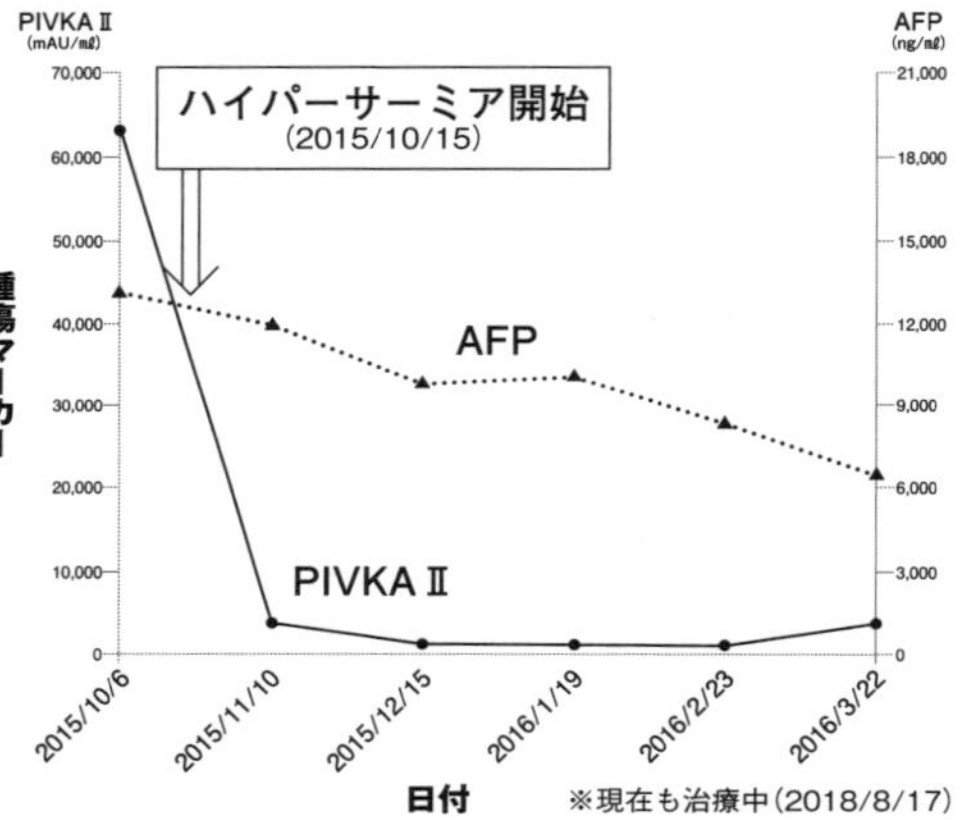

用を開始していました。

しかし、がん組織は増大傾向にあり、口内炎や食欲低下といった副作用が強くなったため薬の服用を中断、高周波ハイパーサーミア療法を希望して来院されました。

高周波ハイパーサーミア療法（単独）で週1回施行していったところ、AFPやPIVKAⅡなどの腫瘍マーカーは徐々に減少傾向にありました。現在、治療開始から約3年が経過していますが、QOLは非常によく、がんと共存しながら仕事も十分にこなされています。

肝細胞がんステージⅣの3年生存率は0%とされています。

【症例3】低用量抗がん剤＋ホルモン療法が有効

▼乳がんの多発肝転移ステージⅣ（60代・女性）

症例3

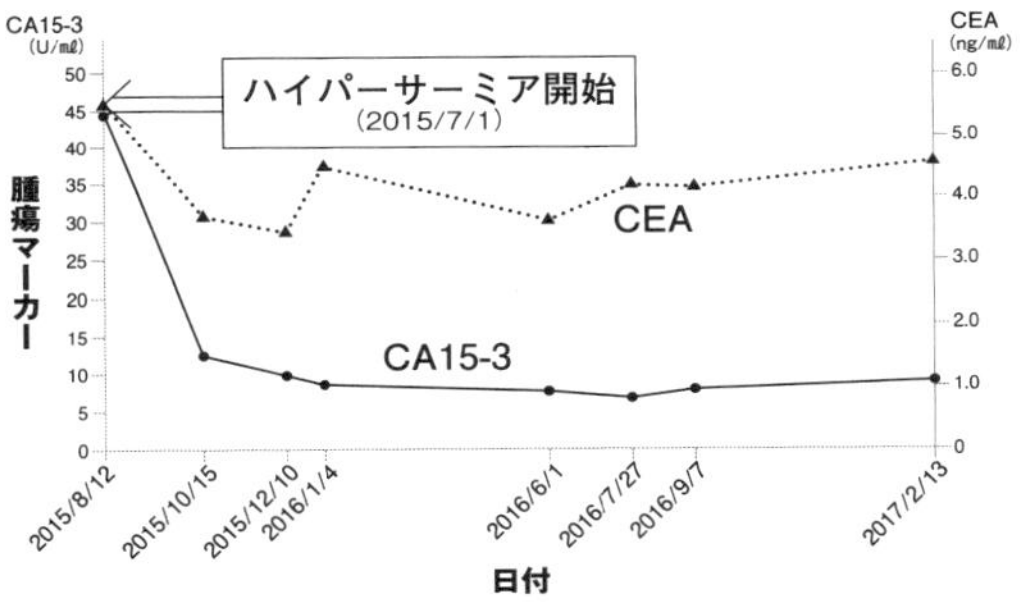

１９９８年に乳がんを発症、摘出手術を受けられました。８年後の２００６年に腋窩部リンパ節転移が発覚、リンパ節の摘出手術も受けましたが、その２年後には肝臓への転移、腋窩部リンパ節転移の再燃、さらに皮膚浸潤も起こってきました。抗がん剤治療（標準量）を受けますが、腕の痺れ、痛み、吐気が強くなったため治療を中断、高周波ハイパーサーミア療法を希望して当クリニックを受診しました。

わきの下から術後の乳腺部にかけて皮膚浸潤があり、浸出液が認められました。腹部ＣＴでは多発性肝転移も認められ、ステージⅣと診断しました。

まず、抗がん剤の少量投与（ＵＦＴ１００㎎／１日）、女性ホルモン受容体拮抗薬・タモキシフェン（20㎎／１日）を服用しながら、腋窩部から乳腺部にかけての皮膚浸潤部に高周波ハイパーサーミア療法を施行しました（表在性の条件にて）。

８回の施行後、浸出液でじゅくじゅくしていた再発乳がんの皮膚浸潤部位は乾燥し、腫瘍は触診できなくなりました。以後、肝臓の転移がんに対して週に1回、2年半にわたって高周波ハイパーサーミア療法を施行しました（深在性の条件にて）。

ＣＴ検査では腫瘍の大きさには変化は認められませんでしたが、腫瘍マーカー（ＣＡ15－3、ＣＥＡ）は順調に改善していきました。現在も全身状態は良好で、ご自身で約40分車を運転して来院され、治療を継続しています。十分な改善が得られたと思います。

乳がんステージⅣの3年生存率は、40％とされています。

【症例４】 集学的治療が有効だったと見られる症例

▼膵がんステージⅢ（２０１４年におけるＴＮＭ分類　70代・男性）

膵がんは予後がむずかしく、手術が可能でも3年生存率は25％程度とされています。また、手術で切除できたとしても、約９割が3年以内に再発するとされています。

この患者さんは２０１４年、地域の基幹病院で膵尾部の腫瘍を摘出する手術を受け、その後低分子型フコイダン（1日４００㎖）の内服を開始しました。また、当クリニックで丸山ワクチン療法（2日に1回の皮下注射）を開始しました。

術後から通常量の抗がん剤（TS－1）を内服していましたが、手足症候群で歩行困難となったため用量を3分の2に減らし、当クリニックで高周波ハイパーサーミア療法（週2回）を始めました。

また、摘出されたがん組織を用いる「自家がんワクチン療法」を、術後約3か月のころから当クリニックで施行しました（2コース）。あわせて、自己末梢血の単球から誘導した自己の樹状細胞にほぼすべてのがんに発現しているWT－1というペプチドを混ぜて、2週間に一回皮下に注射する免疫療法を福岡の免疫療法専門のクリニックに施行していただきました。

さらに、自家がんワクチンや樹状細胞ワクチンによって活性化したキラーT細胞（CTL）のはたらきにブレーキがかからないように、免疫チェックポイント阻害剤（ニボルマブ20㎎）を2週間ごとに4回投与しました。

標準治療における使用量は悪性黒色腫で体重1kgあたり2㎎、非小細胞性肺がんでは同3㎎とされていますが、同薬剤の半減期（服用をやめたときに体内に残る成分が半分になるまでの時間）が500時間であることから、減量しても、副作用を減らしながら効果を出せるのではないかと考えました。

こうして6種類の治療を集中して行いました（集学的治療）。術後約4年が経過しますが再発はなく、腫瘍マーカー（CA19－9、CEA）も正常範囲内で、仕事を行いながら週2回の高周波ハイパーサーミア療法と丸山ワクチン、フコイダン内服の治療を継続されています。

これは、保険診療と保険外診療を最大限に使用することで良好な経過が得られた膵がん症例と考えられます。

膵がんステージⅢの4年生存率は、手術可能な場合は25％、手術不能の場合は7％です。

【症例5】高周波ハイパーサーミア療法とホルモン療法で腫瘍マーカーが正常化

▼前立腺がんステージⅢ（60代・男性）

前立腺がんで放射線治療を受けることになりましたが、治療までの待ち期間が長いので、治療前に高周波ハイパーサーミア療法を受ける目的で当クリニックを受診されました。

ホルモン療法を併用しながら週に1回、高周波ハイパーサーミア療法を行いました。治療開始前は腫瘍マーカー（PSA）が7・05ng／mℓ（正常値は4ng／mℓ以下）でしたが、高周波ハイパーサーミア療法を23回施行すると0・025ng／mℓと正常範囲となりました。当院での治療を終了し、放射線治療を受けるとのことでした。

症例5

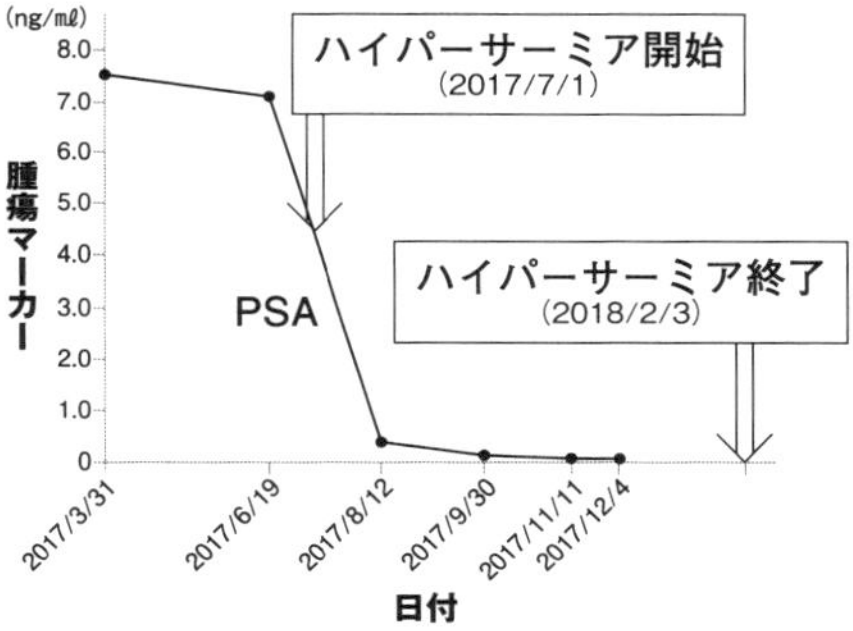

【症例6】高周波ハイパーサーミア療法単独で腫瘍マーカーが改善した

▼前立腺がんステージⅡ（80代・男性）

前立腺がんのステージⅡと診断されましたが、高齢であるため標準治療は受けず、高周波ハイパーサーミア療法を希望して2017年1月、当クリニックを受診しました。

初診時の腫瘍マーカー（PSA）は14ng／mℓ（正常値は4ng／mℓ以下）でしたが、高周波ハイパーサーミア療法を週に1回ずつ12回行ったところ、正常値までは至らなかったものの8・73ng／mℓまで低下しました。患者さんの意向で、しばらく経過を見てから治療を

症例6

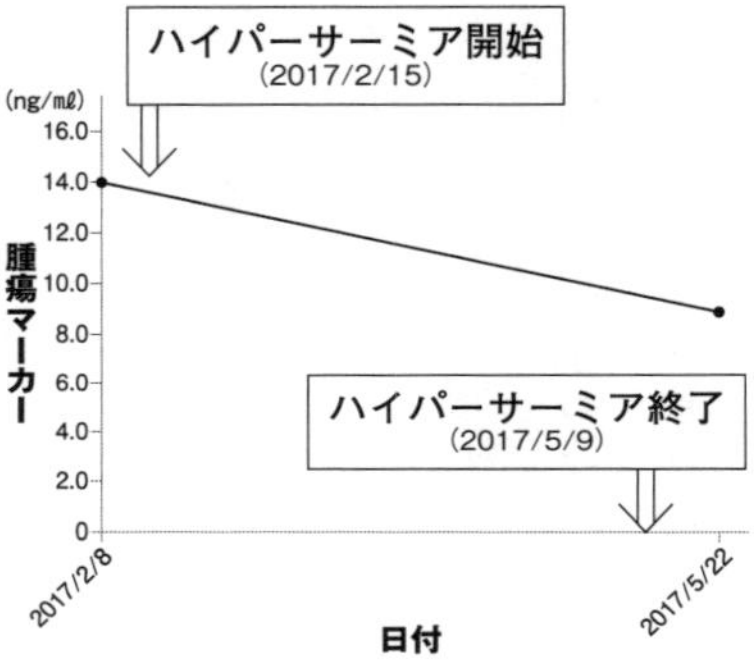

再開することにしました。

ここまでのおさらいを兼ねて、私がガン治療に効果を期待している12の療法を紹介しておきます。便宜上、保険適用の7つの療法を第4章に、保険は適用されないものの効果が期待できる5つの療法を第5章に分けています。

第4章

保険でできる7つの療法で、がん治療はどう変わるか

熱でがん細胞を死滅させる「がん温熱療法」（詳細は84ページ）

ＲＦ波と呼ばれる高周波電磁波を患部に当て、からだ深部にあるがん細胞に熱を加えてダメージを与えます。周辺の健康な組織は、熱が加わると血管が拡張して熱を逃がすことができますが、がん組織周囲の血管は拡張できないため、加温されていき、がん組織を死へと導きます。

高周波ハイパーサーミア療法による加熱で死んだがん細胞は、血液中で免疫細胞に取り込まれ、特異的ながん免疫が全身的に強化されていきます。

抗がん剤や放射線と併用することによって、それぞれの制がん作用が上がります。放射線と併用する場合は照射の直前に、抗がん剤と併用する場合はは点滴や服用のあとで行います。体温を上げることで、食欲増進、睡眠障害の改善、免疫力アップなどにつながり、がん患者さんのＱＯＬを上げます。副作用の軽減にも効果があります。

抗がん剤、放射線との併用で、がん治療にも保険適用が認められています。

がんの増殖・転移を防ぐ「高圧酸素療法」（詳細は114ページ）

2気圧以上に上げたタンクに入ることで、血液に溶解する酸素量を上げ、全身的な生理活性を強める治療です。

がん組織は急激に増殖するため、周辺の酸素濃度は下がっています。このような状態で抗がん剤や放射線治療を行っても、その効力は下がることがわかっています。また、酸素が少ないとがん細胞が増殖・転移する環境が整いやすく、病気の進行が早まる原因になります。高圧酸素療法によって、より多くの酸素を供給することで、これらのマイナスを補います。

抗がん剤や放射線との併用で、これらの制がん作用が高まることがわかっています。さらに高周波ハイパーサーミア療法も加えた集学的な治療によって、より大きな相乗効果が期待できます。高圧酸素療法は、がん治療を目的とした使用には、放射線治療中または抗がん剤投与中に保険適用が認められています。

遠隔部位にも効果がある「放射線免疫療法」（詳細は79ページ）

遠隔転移が認められる段階では、放射線治療はすべてのがん組織に照射できないため、行われないことが少なくありません。多くの専門病院で、そのように判断されます。

しかし、転移があっても、原発がんに対する放射線治療を行うだけで、遠隔部位にある転移がんにも組織縮小などの効果が上がることがわかっています。

これは「放射線のアブスコパル効果」と呼ばれるものです。遠隔部位のがん組織にも効果があるのは、患者さん自身のがん免疫がはたらいた結果と考えられています。

放射線を照射されて死んだがん細胞は、血液中を流れ、樹状細胞に食べられます。樹状細胞がその情報をキラーT細胞に伝えることで、体内のどこでもがんと闘うキラーT細胞の軍隊が整備されます。

放射線によって、患者さんの体内にあるがん細胞への特異的な免疫力が上がるのです。

放射線療法は、もっと積極的に利用されるべきです。

全身の免疫力を活性化する「漢方薬」

生命活動の全体を調整する漢方薬

「漢方薬は、慢性的な疾患や症状に対して継続的に服用するもので、正直いって効いているのか効いていないのかあまりよくわからない。でも副作用はなく、安心だ」

漢方薬に対してそのようなイメージをもっている人は多いと思います。

しかし漢方薬は、発熱など急性の症状にも効果を示しますが、副作用の心配がまったくないということはありません。西洋薬との飲み合わせで注意が必要なものもあります。

ただし、漢方薬は西洋薬のように特定の疾患や症状をターゲットに化学的につくられたものではなく、生薬の組み合わせですから、その効果はたいがいマイルドです。これはからだに負担をかけない、副作用が少ないということにもつながります。

「がんがあってもQOLが悪くならない生活ができるようにしたい、それが可能であればがんに勝たなくても引き分けでもいいのだ」

そのような発想でがん治療に関わるときには、患者さん自身の体質や症状を見極めて的確な漢方薬を継続して服用することもメリットになると思います。

しかし、もっと積極的に漢方薬をがん治療に利用する、ということも可能です。がんに効くことがわかっている漢方薬があるからです。

「がんに効く漢方薬」といっても、漢方薬自体は抗がん剤のように「がん治療のためにつくられた薬剤」ではありません。これから紹介する2つの漢方薬は、がん細胞を直接叩く作用があるわけではなく、がん細胞の活動を鈍らせる、全身の免疫力のバランスを整え、活性化させる、がん組織や抗がん剤によって弱った部分を補って助ける、などの作用でがん治療を補ってくれるものです。

漢方薬などの東洋医学は、全身の健康状態をふつうの状態に戻すことを目的としています。からだに過剰にあるものは外に出す、少なすぎるものは補う。あるいは亢進している機能は鎮め、衰えた機能を活性化させる。そのように「ふつうの状態」に戻すことで、からだがもともともっている自然治癒力を高めようという発想です。

がん患者さんは、がん組織から攻撃を受けているだけでなく、治療による副作用もありますから、心身ともに「ふつうの状態」ではなくなっています。それを戻す（元気にさせる）ことが漢方薬の基本です。がん治療にも期待できる漢方薬があって適用できるのであれば、使わない手はないと思います。

以下の2つの漢方薬はいずれも保険適用が認められていますから、費用の面でも心配はありません。標準治療などと併用するメリットは小さくないと思います。

十全大補湯と補中益気湯

がん治療に期待できる漢方薬として私ががん患者さんに使っているのは、①**十全大補湯**《じゅうぜんだいほとう》と、②**補中益気湯**《ほちゅうえっきとう》です。

この2つの漢方薬はいずれも、心身が疲れてぐったりしている人を元気にする作用をもっています。夏バテ、クーラー病、貧血、冷え性、食欲がない、胃腸が悪い、風邪を引きやすい、といった症状に処方されます。まさに生命力が衰えている状態です。

十全大補湯と補中益気湯にはそれぞれ10種類の生薬が配合されていますが、そのうち5種類の生薬が共通しています（人参《にんじん》、黄耆《おうぎ》、甘草《かんぞう》、当帰《とうき》、白朮《はくじゅつ》または蒼朮《そうじゅつ》）。いずれも食欲を回復し、体力・気力を高め、免疫力を活性化させる作用があります。どちらもがんの治療・療養に効果がありますが、補中益気湯はとくに胃腸の具合が悪く食欲がないような患者さんに、十全大補湯は貧血（血液循環の改善）や白血球減少など骨髄のダメージの回復（免疫力アップ）を目指したい患者さんに適しています。また一般的には、若い人には補中益気湯、中高年には十全大補湯が、それぞれ適しているといわれています。

以下、この2つの漢方薬がいかにがん治療に期待できるのか、まとめてみます。

［十全大補湯］

10種類の「元気になる生薬」の組み合わせ

十全大補湯は、先にあげた5種類のほかに、芍薬《しゃくやく》、川芎《せんきゅう》、地黄《じおう》、茯苓《ぶくりょう》、桂皮《けいひ》という5種類の生薬の成分が含まれています。

ボタン科の花としても有名な芍薬の根っこには、モノテルペン配糖体のペオニフロリン類という物質が含まれています。

これには鎮痛・鎮静作用、末梢血管拡張（血流量増加）作用、血小板凝集抑制（血液サラサラ）作用などがあります。川芎はセリ科の植物で、その根っこから抽出される成分は血管拡張・血行促進にはたらき、からだを温める作用があります。また鎮痛作用もあり、頭痛や生理痛などにも効果があります。さらに、免疫増強作用も報告されています。

地黄はゴマノハグサ科アカヤジオウ（あるいはカイケイジオウ）の根で、造血機能を高め、体の潤いを増します。茯苓はサルノコシカケ科マツホドの外層を除いた菌核で、消化・吸収をよくして胃腸障害を改善します。キノコの菌は多糖体成分で、これは体内で免疫力を活性化させる力があり、実験では抗腫瘍効果が報告されています。

桂皮はクスノキ科ニッケイ類の樹皮で、循環をよくし、からだを温める作用があります。

これらの生薬の相乗効果によって、生命力を補い、体力・免疫力・造血機能を高めるのが十全大補湯です。なお、胃腸が極端に弱っているとき、十全大補湯は胃もたれの原因になることもあるので注意が必要です。この場合には、補中益気湯を選択します。

十全大補湯のがん転移抑制作用

まず、十全大補湯には骨髄で免疫細胞をつくる機能を回復させる作用があることが動物実験で確認されています。放射線を照射したマウスに十全大補湯を与えると、多能性造血幹細胞の活性を促進させたのです。

免疫力の主役である白血球は、骨髄において、多能性造血幹細胞から生まれてきます。多能性造血幹細胞の活性は、リンパ球やＮＫ細胞など腫瘍免疫に深く関わる免疫細胞をふやすことにつながり、免疫力が強化されると考えられています。

また、十全大補湯ががん細胞の転移を抑制する、という報告もあります。

富山医科薬科大学和漢薬研究所の済木育夫《さいきいくお》教授の研究班は、十全大補湯の1日投与量を4㎎、20㎎、40㎎という3グループに分け、7日間にわたってマウスに経口投与しました。この3グループに「十全大補湯を投与しなかったマウス」の対象群を加えた4群に対して、Colon26-L5と呼ばれる転移を起こしやすい大腸がん細胞を門脈（肝臓に入っていく血管）に移植し、転移結節（がんの転移により生じる隆起）の数を比較しました。

その結果、十全大補湯を事前投与したマウス群では、投与しなかった群に比べて明らかに肝転移の結節数が少なく、また十全大補湯の投与量が多いほど転移結節数の減少が顕著であることが明らかになったのです。

済木先生らはさらに、人間の腫瘍免疫で主役となる免疫細胞（NK細胞、マクロファージ、T細胞）をもたないマウスに対して同様の実験を行いましたが、このときは十全大補湯による転移抑制の作用は現れませんでした。マクロファージがいない（活性化していない）状態では、いくら十全大補湯を服用しても転移の抑制効果は期待できない、ということがわかったのです。

十全大補湯の作用については、ほかにも多くの報告があります。まず、マクロファージの活性化、抗体産生増強、さまざまなサイトカインの産生誘導などによって免疫力が上がることがわかっています。また、抗がん剤治療、放射線治療による副作用でダメージを受けた骨髄機能（免疫細胞を誕生させる機能など）を回復させる作用も証明されています。

十全大補湯が進行性膵がんの患者さんに効果があった症例では、抗腫瘍免疫を抑制する（からだのがんに抵抗する免疫力を抑えようとする）制御性Ｔ細胞の数を減少させていることがわかっています。さまざまな抗がん剤と併用して十全大補湯を使うことで、良好な免疫賦活効果を得られる可能性があるわけです。

臨床的には、がんによる（あるいは治療の副作用による）不快な症状を緩和させる作用も確かめられています。体力低下、疲労・倦怠感、食欲不振、不眠などを軽くし、ＱＯＬを上げてくれるので、がん治療の補助療法として使うメリットもあります。

【補中益気湯】

免疫力をアップし、食欲増進と質のよい睡眠を

補中益気湯には、十全大補湯と同じ5種類の生薬（人参、黄耆、甘草、当帰、白朮また

は蒼朮）が配合されていて、同じように体力・気力、免疫力をアップする作用があります。また、ほかに柴胡《さいこ》、大棗《たいそう》、陳皮《ちんぴ》、升麻《しょうま》、生姜《しょうきょう》の5種類（全部で10種類）の生薬が含まれています。

柴胡は漢方ではよく使われる生薬で、解熱、消炎、鎮静などに効果があります。主成分のサイコサポニンA～Fは、臨床的には肝機能や腎機能をアップさせる作用が認められています。

大棗もおなじみの漢方生薬で、滋養強壮、健胃、鎮痛・鎮静などに使われます。とくにジジフスサポニンという成分には抗ストレス作用があり、不眠に効果があります。また多糖体ジジフスアラビナンには免疫を活性化させる作用がある、という報告があります。

陳皮はミカンの皮を乾燥させたものです。リモネン、テルピネオールといったよい香りの精油成分によって胃の活動（胃液分泌・蠕動）を促進します。食欲増進や吐き気止めなどに効果があります。升麻は、鎮痛・鎮静、抗炎症、解熱、肝機能改善などの作用があります。有効成分としては、シミゲノール、タンニンなどが含まれています。

生姜はショウガのことです。殺菌作用と健胃効果があり、血液循環を改善します。食欲増進、解熱鎮痛、吐き気止めなどに効果があります。

補中益気湯は、からだを元気にして免疫力を高めるとともに、胃腸の状態をよくする、安眠などの効果が主な薬効となります。

補中益気湯のがん治療効果を示す報告

補中益気湯にも、十全大補湯と同様のがん治療効果が報告されています。

▼マウスに補中益気湯を食べさせると、ＳＲＢＣ抗原（羊の赤血球）に対する抗体産生が増加した（Utsuyama ほか、２００１）。

▼マウスに補中益気湯を食べさせると、脾臓細胞中のＮＫ細胞活性が増強した（Harada ほか、１９９５）。

▼マウスに補中益気湯を食べさせると、腹腔内細胞、脾臓細胞、骨髄細胞の貪食活性が亢進した（マクロファージや樹状細胞の活性）（丸山博文ほか、１９８８）。

▼マウスに補中益気湯を食べさせると、腹腔浸潤細胞の腫瘍増殖阻止活性が増強した（がん転移の抑制）（Harada ほか、１９９５）。

▼がんのあるマウスに溶かした補中益気湯を与えると、拘束ストレスによる血清中ＩＬ－12濃度の低下を抑制した（ストレスによる免疫低下の抑制）（Li ほか、１９９９）。

▼補中益気湯はTh1型細胞の分化を促進させ、Th1/Th2バランスを改善させることで、細胞性免疫の抑制を改善させる（岩垣博巳 ほか、2006）。
▼NK細胞活性の増加作用（佐藤昇志 ほか、1996）。
▼マクロファージ活性の亢進、末梢血中リンパ球数の増加、サイトカイン産生の増強作用（山勝信 ほか、2010）。

これらの報告から、補中益気湯には抗腫瘍免疫の低下を回復させる作用があることがわかります。手術不能の肝臓がんに対して補中益気湯を抗がん剤と併用したところ、生存期間が明らかに延長した、という報告（山内、1986）もあります。

がん生存率を上げる「シメチジン」

胃薬ががん治療に有効？

薬剤というのは不思議なもので、まったく関係ないようなところで、たまたま思わぬ効果が上がることがあります。副作用ならぬ、副次効果と呼ばれるものです。
たとえば、解熱鎮痛剤としてよく知られているアスピリン（柳の抽出液に含まれる「サリチル酸」という成分からつくられる）は、本来の目的で使われているうちに、たまたま血栓を妨げる（抗血小板）作用があることがわかってきて、現在では低用量にて心筋梗塞や脳卒中の予防のために処方されるようになっています。

このような例はときどき見られますが、がん治療においては、シメチジン（商品名「タガメット」など）という胃薬に抗腫瘍効果があることがわかってきています。

シメチジンの抗腫瘍効果については、これから述べていくようにたくさんの報告がありますが、まだがん治療を目的とした使用には保険適用が認められていません。

胃・十二指腸潰瘍や逆流性食道炎、急性胃炎などの治療においては胃酸分泌を抑える目的で保険適応になりますが、がん治療を目的で使う場合には自費診療となります。ただし、当クリニックでは1錠（２００㎎）を30円（税込み）で処方していますので、自費でも使いやすい薬です。

シメチジンには免疫力の増強、がん細胞の血管新生阻害、がん細胞のアポトーシス（自殺）誘導、転移抑制などの作用があり、これによって再発予防や延命効果が明らかになっています。抗がん剤治療中や再発予防の目的で併用する価値は十分にあります。また、手術後の免疫力低下を抑える効果も指摘されていますので、手術後早期の服用も有効です。

一般的に知られている副作用としては、めまい、軽度の不眠（1日800〜1600mgの投与）、可逆性錯乱状態（腎臓や肝臓機能が低下している高齢者）、胃腸の不快感、女性化乳房（1か月以上の服用）などがあります。

大腸がん、腎がん、脳腫瘍の生存率が上がった

シメチジンは、H2ブロッカーという作用のある胃薬です。H2とは、炎症反応、胃酸分泌、アレルギー反応などさまざまな生理反応に関わっている「ヒスタミンH2」のことです。とくに胃酸分泌のために中心的なはたらきをしていますが、シメチジンはこのヒスタミンH2のはたらきをブロックする薬です。これによって胃炎、胃・十二指腸潰瘍、逆流性食道炎などが胃酸の強い酸から守られ、治癒に向かいます。

このシメチジンに抗腫瘍作用があることが報告されたのは、1980年代後半でした。まず胃がんの患者さんに投与すると延命効果が上がったことが報告され、その後は大腸がんや悪性黒色腫に対しても同様の効果を示すことが報告されています。

たとえば、切除手術のあとで抗がん剤（5-FU、1日に200mg）投与を受けた大腸がんの64人の患者さんを、シメチジン服用グループ（1日に800mg）34人と、まったく服用しなかったグループ30人に分け、平均10・7年にわたって経過を観察し比較したところ、10年生存率はシメチジン服用群で84・6%、シメチジン非服用群で49・8%でした。

また、手術前5日間と手術後2日間の7日間シメチジンを投与したところ、大腸がんの患者さんの3年後の死亡率が41%から7%に低下した、という報告もあります。

腎がんに対する研究もあります。進行性の腎がんの患者さんに対してインターフェロンαにシメチジンを併用して投与すると、インターフェロン単独よりも抗腫瘍効果が高かったと報告されています。さらに、切除手術を受けた大腸がんの患者さんを対象にした臨床試験のメタ解析によると、シメチジンを服用することによって死亡リスクが0・53に低下した、とも報告されています。

シメチジンが脳腫瘍に効果がある可能性も報告されています。マウスの脳内にヒトの神経膠《こうしゅ》腫細胞を移植した実験モデルで、神経膠腫の治療に使用される抗がん剤テモダールを投与してシメチジンを併用すると、テモダール単独よりも延命効果があったことが報告されています。

シメチジンの抗腫瘍効果のメカニズム

シメチジンを服用すると、なぜがん患者さんの生存率が上がるのでしょうか。
これについてはさまざまな報告がありますが、まだ十分には解明されていません。
可能性として、以下のようなメカニズムが指摘されています。

▼転移の最初の出来事をジャマする

がん細胞が転移するときは、血液に乗ってほかの臓器に移ります。転移は、血管内を流れるがん細胞の表面に現れたシアリルルイスX、シアリルルイスAなどの糖鎖抗原が、転移する臓器の血管内皮細胞のE－セレクチンとくっつくことによって始まります。この接着を阻害すれば、転移を予防できる可能性があるわけです。

シメチジンには、E－セレクチンが臓器の血管内皮細胞の表面に現れてくるのをジャマする作用が報告されています。それがシメチジンのがん転移抑制作用ではないか、と考えられるわけです。

ある研究では、大腸がんのがん細胞の約7割にシアリルルイス抗原をもっていることが報告されています。乳がんや膵がんでも、細胞にはシアリルルイス抗原が現れています。

抗がん剤治療を行うと血管内皮細胞のＥ‐セレクチンが現れやすくなるので、抗がん剤治療中にシメチジンを併用すると転移の予防になる、という報告もあります。

▼がんの血管新生をジャマする

がん細胞が増殖し、転移するおおもとは、がん細胞を養うために精力的に誕生する新しい血管です。がんという病気が悪性なのは、がん組織のための新しい血管がものすごい勢いで新たにつくられるから、ともいえるでしょう。

したがって、がんの血管新生をジャマすることができれば、がん組織もおとなしくしている、ということになります。

シメチジンには、がんの血管新生を促す血管内皮細胞増殖因子（Vascular Endothe-lial Growth Factor＝ＶＥＧＦ）が多く現れたり活性化したりすることを抑える作用や、管状の血管をつくる過程をジャマする作用などが報告されています。

そのメカニズムは、シメチジンのもつヒスタミン抑制作用にあると考えられます。

ヒスタミンは、やはりがんの血管新生をジャマするインターロイキン12（ＩＬ‐12）という物質をつくりにくくします。シメチジンは、そのヒスタミンのはたらきを抑えるので、結果的にＩＬ‐12がふえ、それによって新生血管の成長を促すＶＥＧＦが現れにくく、また活性化しにくくなる、という可能性が示されています。

▼がん細胞を自殺に誘導する

健康な細胞の遺伝子には、「アポトーシス」という、自分で死ぬプログラムが組み込まれています。これによって新陳代謝が可能になるわけです。がん細胞は遺伝子のミスで、このプログラムがはたらかなくなっています。シメチジンはがん細胞に直接作用してアポトーシスを誘導している、という報告があります。

▼抗腫瘍免疫（Ｔｈ１）の増強

免疫システムは、実際に外敵と闘う免疫細胞による力（細胞性免疫型＝Ｔｈ１）と、血液中に出された武器（抗体）による力（体液性免疫型＝Ｔｈ２）という、２つの系統によって成り立っています。

通常、２つの系統はバランスが保たれているのですが、がん患者さんの多くはＴｈ２のほうが有力になります。がん細胞の排除で中心的な役割を担うのはＴｈ１のほうなので、これは患者さんの腫瘍免疫力が落ちている結果と考えられます。

つまり、がんになると、がんに対する免疫型が弱まってしまうのです。それは、インターロイキン12（ＩＬ－12）が足りなくなるからではないかと考えられています。

ＩＬ－12はマクロファージからつくられ、ＮＫ細胞やＴ細胞を活性化させます。ところが、がん組織やその周辺ではヒスタミンがふえています。ヒスタミンは、このＩＬ－12を産生するマクロファージのはたらきをジャマするのです。

シメチジンを服用すると、増加したヒスタミンの作用を弱め、ＩＬ－12の活性を維持し、増大させることになります。これによって、がんをやっつけるＴｈ1系の免疫が弱まらず、活性化して、がん治療に有利にはたらくのではないか、というわけです。

▼樹状細胞・ＮＫ細胞・Ｔ細胞の活性化

樹状細胞は、がん細胞を食べて提示することにで、免疫システムにスイッチを入れる白血球です。シメチジンはこの樹状細胞の活性にも作用しているという報告があります。

また、前述のようにＩＬ－12をふやしてＮＫ細胞を活性化させることも明らかになっています。

さらに、ヒスタミンはがんと直接闘う白血球である細胞傷害性Ｔリンパ球（キラーＴ細胞、ＣＴＬ）の誕生をジャマすることもわかっています。一方で、がんに対する免疫力を弱める方向にはたらく抑制性Ｔ細胞をふやす作用も認められています。これらのヒスタミンのはたらきも、シメチジンによって弱められることがわかっています。

がん細胞の増殖にブレーキをかける「セファランチン」

植物由来のアルカロイドには抗腫瘍作用がある

副次作用としてがん治療の後押しをしてくれる意外な薬は、シメチジンだけではありません。私は「セファランチン」という、円形脱毛症などに使われる薬も、がん患者さんにおすすめしています。

セファランチンは、タマサキツヅラフジという台湾の山地に自生する植物の根から抽出された成分で、１９４２年に最初に結核の治療薬として承認されました。アルカロイドと呼ばれる、植物の毒性成分の一つで、現在では円形脱毛症・粃糠性脱毛症、放射線による白血球減少症、滲出性中耳炎、マムシ咬傷など、いろいろな疾患の治療薬として認められています。

植物の毒から薬が開発される例は多く、抗がん剤にもいろいろなアルカロイドが利用されています（ビンクリスチン、パクリタキセル、イリノテカン、エトポシドなど）。

セファランチンは抗がん剤としての適応は認められていませんが、がん細胞の増殖抑止、アポトーシスの誘導、抗がん剤・放射線治療の効果の増強、腫瘍免疫の強化などの作用が報告されています。

がん治療は適応外なので自費診療になりますが、シメチジン同様、安価で使いやすい薬なので、当クリニックでは1錠（1㎎）20円（税込み）で処方しています。

用量は、抗がん剤による副作用（白血球減少、脱毛、口内炎）の予防や回復促進のために使う場合は、症状に合わせて1日3～6錠ですが、増殖抑止やアポトーシス誘導など積極的な治療作用を期待するときは、1日20～60錠の大量投与が必要と考えられています。作用は「用量依存」で、量をふやすほど効果も上がります。幸いなことに副作用（食欲不振・胃部不快感）がほとんどないので安心です。

注意しながら少しずつ量をふやしていけば、この程度の大容量でも問題ありません。シメチジンと同様に、がん標準療法と併用する価値は高いと考えています。

がんの血管新生をジャマして増殖を抑制する

セファランチンは、がん細胞の血管新生を助ける血管内皮細胞増殖因子（ＶＥＧＦ）やインターロイキン8（IL－8）の発生・活性をジャマすることで、がんの増殖にストップをかけることがわかっています。

口腔がん（扁平上皮がん）細胞を使った試験管内および動物実験では、セファランチンが転移に関わる転写因子（NF－κB）の活性を妨げ、VEGFとIL－8の発生を抑えて血管新生を阻害したという報告があります（2009）。

転写因子NF－κBは、血管新生を促進してがん細胞の増殖に拍車をかけていますが、さらにがん細胞でアポトーシス（細胞の自然死）を起こりにくくしています。また、抗がん剤の作用を弱めるはたらきもあります。セファランチンはそのようなNF－κBのはたらきを抑えることで、がんの活動にブレーキをかけるわけです。

胆管細胞がんの培養細胞株をマウスに移植した実験では、セファランチンを投与することでがん細胞のアポトーシスと、組織の縮小が見られたという報告があります（2010）。同様の作用は悪性リンパ腫でも報告されています（2009）。

骨髄腫細胞を培養した試験管内の実験でも、セファランチンはがん細胞の細胞周期を止めてアポトーシスを誘導させたと報告されています（2008）

抗がん剤・放射線治療の効果を増強する

同じ抗がん剤をくり返し投与すると、がん細胞に耐性ができてしまい、効果が現れなくなります。しかし、そのような場合でも、セファランチンを併用することで効果が現れるようになる、と報告されました。

ドキソルビシンという抗がん剤に耐性をもった肝細胞がんの細胞株を使った実験で、セファランチン投与によって抗がん剤の抗腫瘍効果が増強しました。肝臓がんの抗がん剤治療にセファランチンを併用すると抗腫瘍効果を高めることができる可能性が示されています（２００４）。

あるいは、ヒトの口腔扁平上皮がんを移植したヌードマウスに抗がん剤（ＴＳ－１）を投与するときにセファランチンを併用すると、抗腫瘍効果が高まり、体重減少の副作用も予防できると報告されています（２００９）。

同様に、セファランチンは放射線治療との併用にも効果があります。

頭頸部のがん細胞では前述のＮＦ－κＢの活性がきわめて高いことが知られていますが、抗がん剤治療や放射線治療でさらにその力が増強され、治療がうまくいかないことが多々あります。このときセファランチンを併用すると、放射線の効果が増強されて治療効果が現れるという報告があります。それはセファランチンがＮＦ－κＢの活性をジャマするからと考えられています（２００７）。

放射線治療の副作用に対してはセファランチンの適用が認められているので、放射線治療中であれば保険で使用できます。

これらのほかに、セファランチンには炎症を軽減する作用、発がんプロモーターの作用を抑制する作用、温熱療法の効果を高める作用、インターフェロンの抗腫瘍効果を増強する作用、フリーラジカル消去作用、抗ウイルス作用などがあることも報告されています。

がん治療の副作用を軽減させる「プラセンタ」

プラセンタとは、「胎盤」のことです。胎盤には重要な栄養とともに、さまざまな有効成分が含まれています。とくに組織再生作用、代謝促進作用などが注目され、医薬品、健康食品、化粧品などに利用されています。

プラセンタには疲労回復、血行促進、免疫賦活、抗炎症、自律神経調整、基礎代謝向上などの作用があります。薬剤のプラセンタは、更年期障害、乳汁分泌不全、慢性肝炎などに保険適用が認められています。

プラセンタは患者さんの全身的な生理作用を上げて回復に向かわせるので、当クリニックでは抗がん剤や放射線による肝機能障害のある患者さんに対して（保険適用が当てはまる場合に）注射しています。抗がん剤や放射線による副作用がプラセンタの服用によって軽減、回復したという研究報告があります。

胎盤には、女性ホルモンをはじめさまざまなホルモンが含まれています。しかし、注射投与する薬剤として認可されているものは、ホルモンの前駆体（材料）の状態まで分解してあります。ホルモン自体ではないので、子宮内膜症や乳がん・子宮がんの患者さんなども服用できます。とくに問題になるような副作用もありません。

プラセンタの成分としては ウラシル、アデニン、グアニン、チミン、シトシン、アミノ酸リジン、アラニン、アスパラギン酸、ロイシン、グルタミン酸、アミノ酢酸、バリン、セリン、チロシン、フェニルアラニン、トレオニン、アルギニン、プロリン、シスチン、イソロイシン、メチオニン、ヒスチジンミネラルナトリウム、カリウム、カルシウム、マグネシウム、リン、鉄、キサンチンなどがあります。

アミノ酸やミネラルが豊富なだけではなく、肝細胞増殖因子（HGF）、神経細胞増殖因子（NGF）、上皮細胞増殖因子（EGF）、線維芽細胞増殖因子（FGF）、インシュリン様成長因子（IGF）、免疫力を向上させる成長因子、インターロイキン（IL）1、2、3、4など、さまざまな成長因子が含まれています。

第5章

さらに可能な5つの療法で、がんと共存できるか

米国の学会でも報告された「丸山ワクチン療法」

ハンセン病、結核の患者さんは、がんにかからない？

丸山ワクチンは、故丸山千里《まるやまちさと》博士（日本医科大学皮膚科教授、１９０１〜92）が開発した、がんのワクチン薬です。

丸山ワクチンは１９４４年、結核の治療薬として登場しました。当初、ハンセン病の皮膚障害や神経障害に大きな効果を上げましたが、やがて丸山先生は「丸山ワクチンはがんにも効くのではないか」と考えるようになります。

その理由は、毎週、診察のために訪問していたハンセン病の療養施設では、１３００人も患者さんがいながら、がん患者さんは一人もいなかったからです。ピンと来た丸山先生が結核の患者さんたちも調べてみると、やはりがんを発症した例はなかったのです。

ハンセン病を起こす「らい菌」も「結核菌」も、抗酸菌と呼ばれる同じ菌の仲間です。「からだに結核菌やらい菌をもつ患者さんは、がんにかかりにくいのではないか。体内に菌が棲み着いているかぎり、がんは発生しないのではないか」

そこから、丸山ワクチンのがん治療（がん免疫療法）への可能性を調べる研究がスタートしました。そして1960年代の中ごろから、実際にがん患者さんに丸山ワクチンを使ってみることになりました。その結果、丸山ワクチンを投与することでがん組織の増殖が抑えられる、しかも副作用がないことがわかったのです。

1976年には抗がん剤としての承認申請が行われましたが、5年後、当時の厚生省は「不承認」という結果を下しました。ただし可能性のある薬と判断され、有償治験薬として患者さんに供給することは認められました。主治医の承諾があれば誰でも、ただし自費で丸山ワクチンを使えるということです。

有償治験薬として、自由診療でありながら比較的安いコストで使える状況は、現在も続いています。現在までに、40万人以上の患者さんに使われているとされます。

副作用がなく、がんのステージでは末期を含めたどの段階でも使えるので、期待できる治療法の一つと考えています。私は3年ほど前から、がん治療を希望して来院した患者さんに丸山ワクチンの接種（注射）をおすすめしています。

ワクチン接種は、1日おきに週に3回ずつ、皮下注射で行います。

丸山ワクチンの抗がん作用

丸山ワクチンの主成分は、結核菌から抽出したアラビノマンナンという多糖体（糖分子が長くつながったもの）です。

これによって起こる抗がん作用は、①がん組織の増殖にブレーキをかける、②がん細胞に抵抗する免疫システムを活性化させるという2点があります。

まず①がん組織の増殖を抑制する作用としては、丸山ワクチンによって盛んにつくられるコラーゲンのはたらきが明らかになっています。

がん細胞はどんどん分裂して大きくなり、周囲の組織を傷つけ、壊死させて、さらに大きくなっていきます。そして大きくなったがん組織の細胞は、がん自身から離れて転移するために、周囲のコラーゲンを分解する酵素（コラーゲナーゼ）を出してきます。これががんという病気の進行過程です。

これに対し、丸山ワクチンによって産生され増大したコラーゲンは、がん組織の急激な増殖によって傷んだ周囲の組織を修復します。また、がん組織周辺のコラーゲンを補強し、転移につながるがん細胞の離脱を防ぎます。その結果、がん組織は丸山ワクチンによってふえたコラーゲンによって封じ込められ、増殖や転移ができなくなるわけです。

次に②免疫システムの活性についてはＮＫ細胞の活性化、インターフェロンやインターロイキンの生産能力の増強などによって、がんに対抗する免疫系を強くすることがわかっています。

また、丸山ワクチンの主成分（結核菌の一部）によって樹状細胞が活性化され、がん細胞と直接闘うキラーT細胞（細胞傷害性T細胞、ＣＴＬ）がふえていくというメカニズムも考えられています。

図15　胃がん非治癒切除症例の生存曲線（Kaplan-Meier法）ー解析Ⅱー

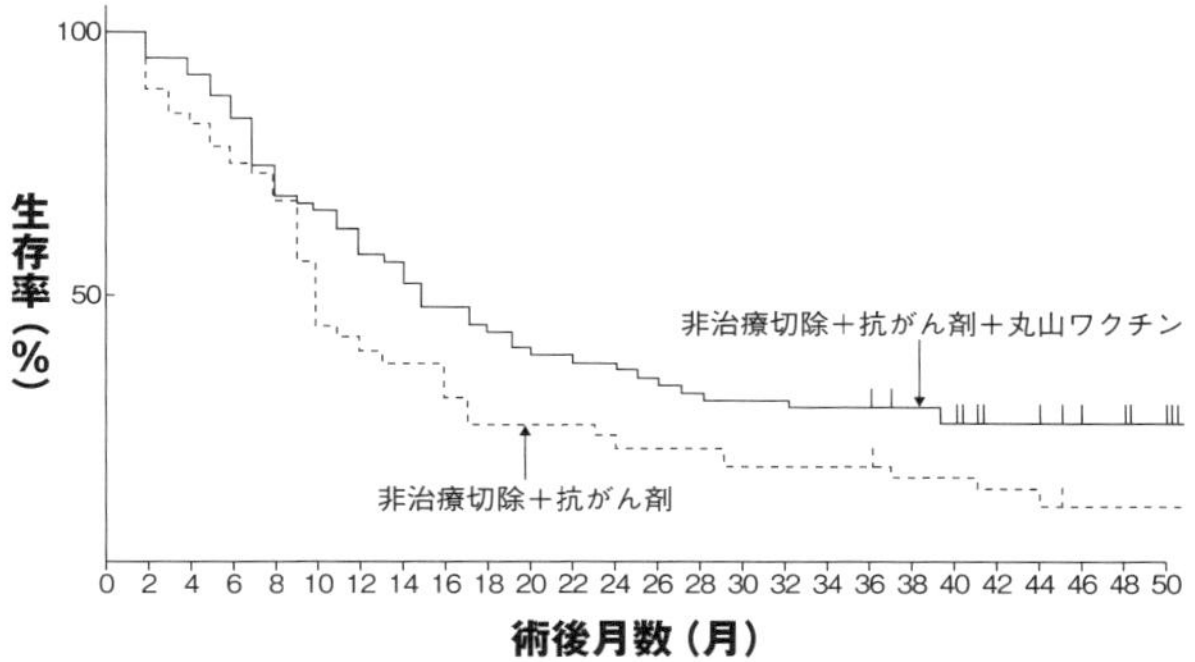

「基礎と臨床」Vol.17 No1 Jan '83 より

科学的な根拠も示されています。

根治手術が不能と判断された胃がんの患者さんに対して、抗がん剤療法だけを行ったグループと、抗がん剤療法に丸山ワクチンを併用したグループに分け、50か月後の生存率を比較すると、丸山ワクチン併用グループのほうが15・2％高かったことが報告されています（図15）。

丸山ワクチンの利用の仕方について

丸山ワクチンは保険が効かず、前述のように「有償治験薬」という扱いになっています。したがって、利用するためには、患者さん自身がワクチンを手に入れなければなりません。ワクチンは「日本医科大学附属病院ワクチン療法研究施設」で購入できます。手続きをすれば誰でも購入できます。

まず、ワクチン接種を行ってもらえる医療機関を見つけます。そして医師に相談し、「治験承諾書」と「治験登録書」に記載してもらいます（書式は施設のオフィシャル・ウェブサイト http://vaccine.nms.ac.jp/general/index01.html でダウンロードできます）。

ワクチン接種を行う医療機関の指定はなく、どこの病院でもかまいません。ただし、主治医が承諾せず書類への記載をしてもらえない、という可能性はあるかもしれません。ちなみに私は、とくに紹介状がなくても、これまでのがん治療の経過を説明してもらえればすぐに記載しています。

医師の承認を記載した2つの書類が手に入ったら、東京の千駄木にある「日本医科大学附属病院ワクチン療法研究施設」で行われる説明会に参加します。そこで、40日分のワクチンを購入できます（税込み1万800円。2018年8月現在）。手続や説明会への参加は、患者さん本人ができない場合には家族でも可能です。

図16　子宮頸がん患者への丸山ワクチンの治療効果

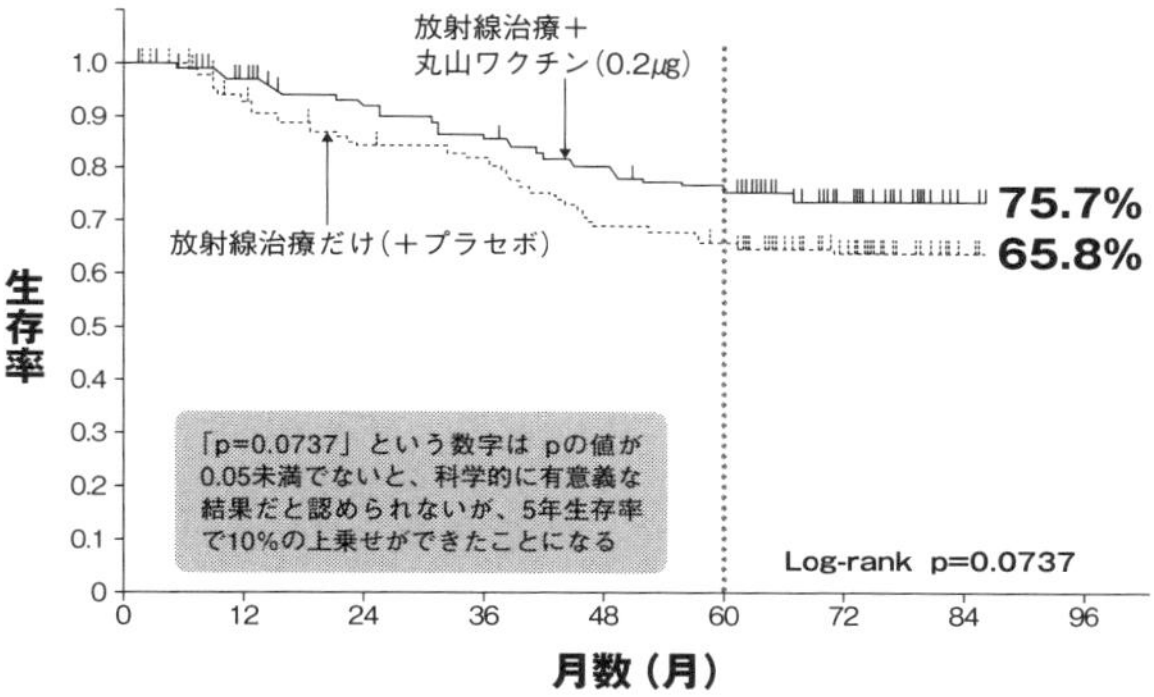

新たな大規模臨床試験が進んでいる

2016年2月現在、丸山ワクチンは大規模臨床試験の段階に入っています。

80年代に不承認と判断された「ゼリア新薬工業」は「婦人科悪性腫瘍研究機構（JGOG）」に対して、丸山ワクチンの有効性を調べる臨床試験を依頼し、1992年から臨床試験が始まりました。

子宮頸がんのステージⅢB～ⅣAの患者さんに対して、放射線+低濃度丸山ワクチン0・2μg（B液）の併用治療を行ったグループと、放射線治療だけ（+

プラセボ）のグループに分けて5年生存率を比較したところ、丸山ワクチン群は75・7%、放射線治療だけ（+プラセボ）の群は65・8%と、約10%の向上を示しました。ちなみに、日本産婦人科学会が当時公表していた5年生存率は34・9~42・0%でした。

この研究結果は、治療中にいくつかのばらつきがあったなどの経緯から有意差（科学的証拠）としては認められませんでしたが、「5年生存率10%の向上は臨床的に意味がある」と判断され、2013年6月に行われた米国臨床腫瘍学会（ASCO）で報告されました（図16）。

患者特有のがんを叩く「自家がんワクチン療法」

自分のがん細胞専門の免疫部隊をつくる

「ワクチン」というのは、感染症を起こす病原菌から害となる部分を除いて、これをわざと体内に投与することで、その病原菌に対する免疫を強化し、その感染症にかからないようにする薬剤です。毎年晩秋くらいから行われるインフルエンザの予防注射は、インフルエンザのワクチン接種です。

がんは感染症ではありませんが、そのもとになるがん細胞は免疫システムによって退治されます。免疫システムはがん細胞を「異物」と認識できるのです。

しかし、がん細胞というのはもともと自分自身の細胞ですから、異物と認識するのに手間がかかります。がん細胞のほうから、免疫を弱めるような作用も起こってきます。そこで、そのがんを異物と認識させて免疫を強めるためにワクチンを接種したいのですが、がん細胞そのものは、患者さんのからだの外には存在しません。

先述した丸山ワクチンはそこで、世の中に広く存在する結核菌の利用を考えたのです。これによって非特異的に（ターゲットを患者さんのがん細胞に絞らずに）全身の免疫システムを活性化させたり、ワクチンによって増殖するコラーゲンで包囲網をつくらせてがん細胞の増殖に対抗します。したがって丸山ワクチンは、ワクチンとはいっても自分のがんに対する専門の特殊部隊を訓練するような、ピンポイント攻撃ではないわけです。

一方、「自家ワクチン」はまさにこれに当たります。実際に自分自身のからだにできたがん組織から採取したがん細胞をワクチンに加工して、これを接種することで、特異的に

（自分自身のがん細胞に対する）免疫力を高め、患者さん特有のがんを叩く治療法です。

オーダーメイドのがんワクチン

がん細胞というのは、同じ部位のがんであっても患者さん一人ひとりで特徴が違います。がんワクチンはがん細胞の特徴を免疫システムに知らせるために接種されるものですから、特徴の違うがん細胞を接種しても「間違った情報」にしかならず、免疫システムは実際にあるがん組織に対して攻撃をしかけません。がんワクチンは、自分のがん組織そのものでつくらなければ効果が期待できないわけです。

その意味で、自家がんワクチンはその患者さん専用の、手作りオーダーメイドのワクチンといえるでしょう。

生体検査や手術などで実際のがん組織を採取できた場合には、それを保存しておいて、のちに自家がんワクチンをつくって接種することができます。

ただし、自家がんワクチンは科学的根拠にもとづいたがん免疫療法ではありますが、現在はまだ保険診療として認められていません。治療は自由診療となり、患者さんの負担するコストは丸山ワクチンに比べればかなりかかります。

図17　自家がんワクチン療法投与スケジュール

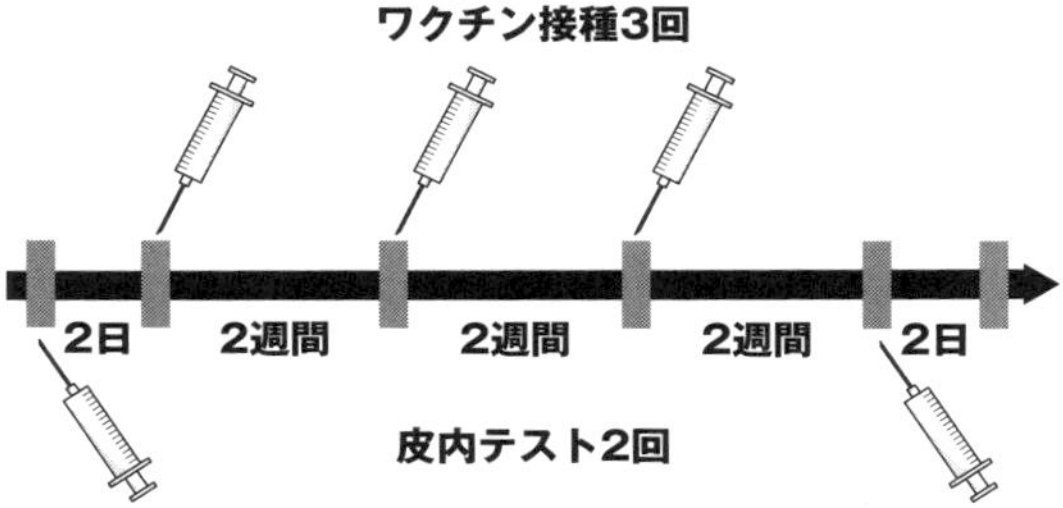

自家がんワクチンをつくるためには、ホルマリン漬け（あるいはパラフィンブロック）で保存された2g程度の、自分自身のがん組織が必要です。病理診断用に採った残りのがん組織で作製できます。

1コースの治療では、免疫反応テスト（皮内テスト）2回、ワクチン本体の接種3回の計5回の皮内注射を行います。通常は2週間に1回（急ぐ場合は1週間ごと、10日ごとでも可）、皮内5か所に自家がんワクチンを注射します。

1コースの治療期間は、約6週間になります（図17）。

手術後の再発予防、転移予防、微小がん治療に期待

自家がんワクチンには、体内の免疫細胞がすぐに「異常」とわかるような目印（がん抗原）がついています。それは、その患者さん自身のがん細胞を示すものです。免疫細胞にその目印を覚え込ませて、その特定のがん細胞だけを選択して攻撃するようにトレーニングすることで、免疫細胞は自動的に実際のがん組織を叩くよ

図18　自家がんワクチン療法によってがん細胞が排除される仕組み

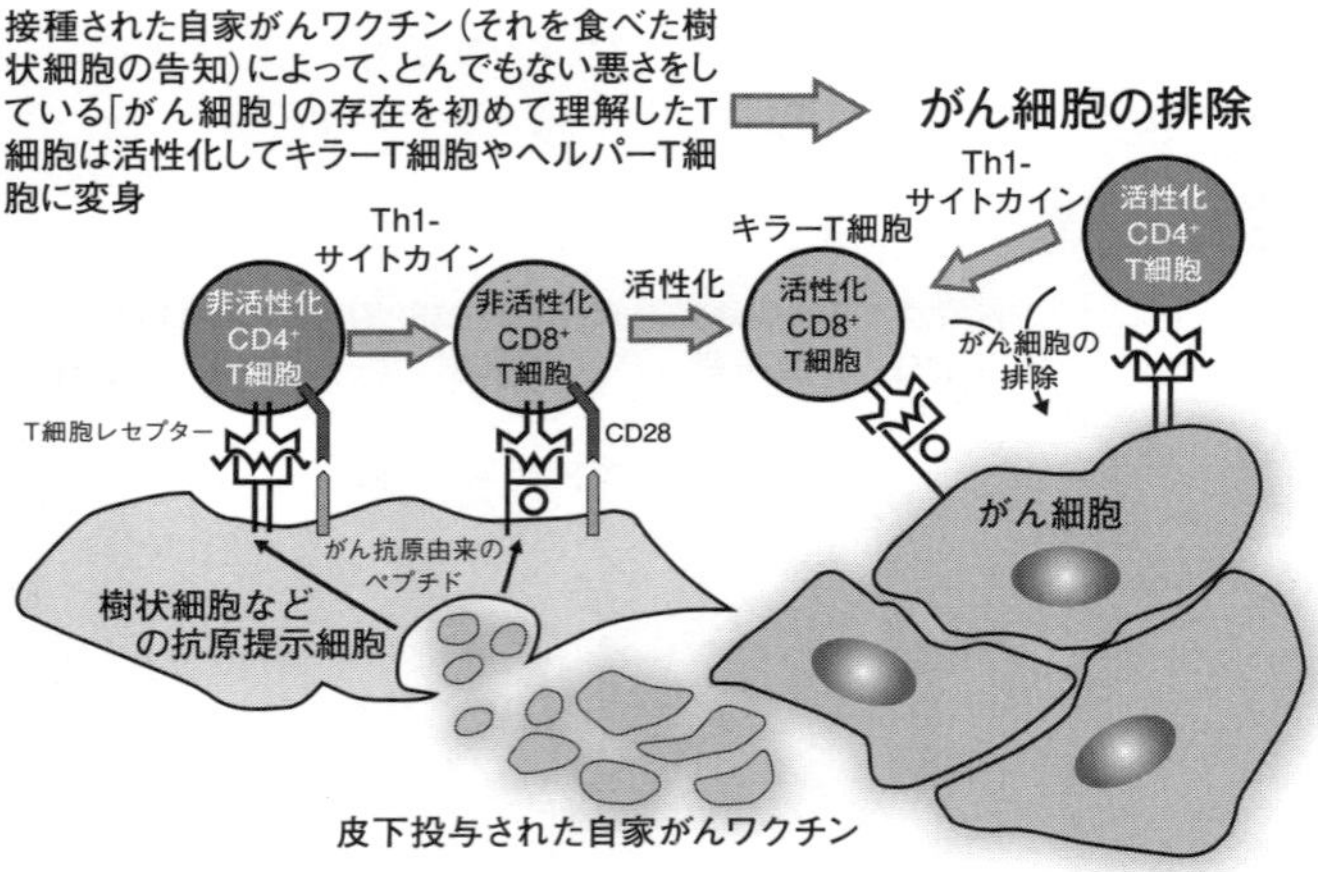

接種された自家がんワクチンは樹状細胞などの抗原提示細胞に取り込まれて分解（ペプチド化）され、がん細胞の「指名手配書」に加工されて細胞表面に提示される。それまでがん細胞の存在に気づかなかったＴ細胞は、これに触れて活性化し、キラーT細胞（細胞障害性Ｔ細胞）やヘルパーT細胞に変身、がん細胞への総攻撃を始める。

うになります。

その仕組みをくわしく説明しているのが、**図18**です。

自家がんワクチンが体内に入り込むと、まず樹状細胞などの貪食細胞がそれを食べてその情報を提示します。すると主にＣＤ４$^{+}$Ｔ細胞（ＣＤ４という糖タンパクがくっついたＴ細胞）やＣＤ８$^{+}$Ｔ細胞（ＣＤ８がくっついたＴ細胞）が活性化され、ヘルパーＴ細胞やキラーＴ細胞（ＣＴＬ）に変化して活発にがん細胞を殺すようになります。

がんの手術は、すべてのがん組織を取ることができたと思っても、ど

図19　自家がんワクチン療法と目的

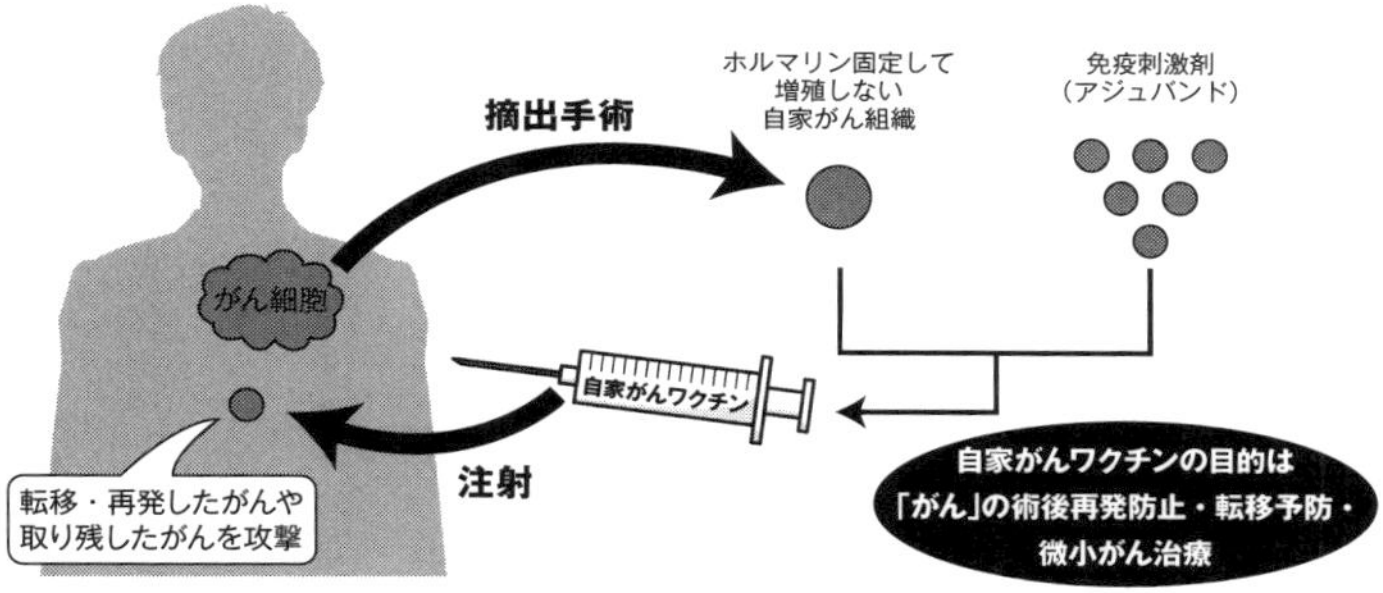

うしても目に見えないような小さながん細胞は体内に残ってしまいます。それはもう患者さんの免疫力で殺してもらうしかないのですが、がん患者さんはがん組織の悪行によって免疫力が落ちています。手術の残党を皆殺しにはできず、再発する可能性も高いわけです。

そのようなとき、手術で切り取ったがん細胞から自家がんワクチンをつくり、免疫刺激剤とともに接種することで、そのがん細胞専門の傭兵（免疫細胞）を育てることができれば、再発防止に効果が上がるでしょう。同様に、転移の予防、あるいは検査で発見できないような微小がんの治療にも期待できます（図19）。

約43％の患者に効果あり

自家がんワクチンの効果を示す研究報告を、いくつか紹介しましょう。

図20　術後肝臓がん再発抑制効果

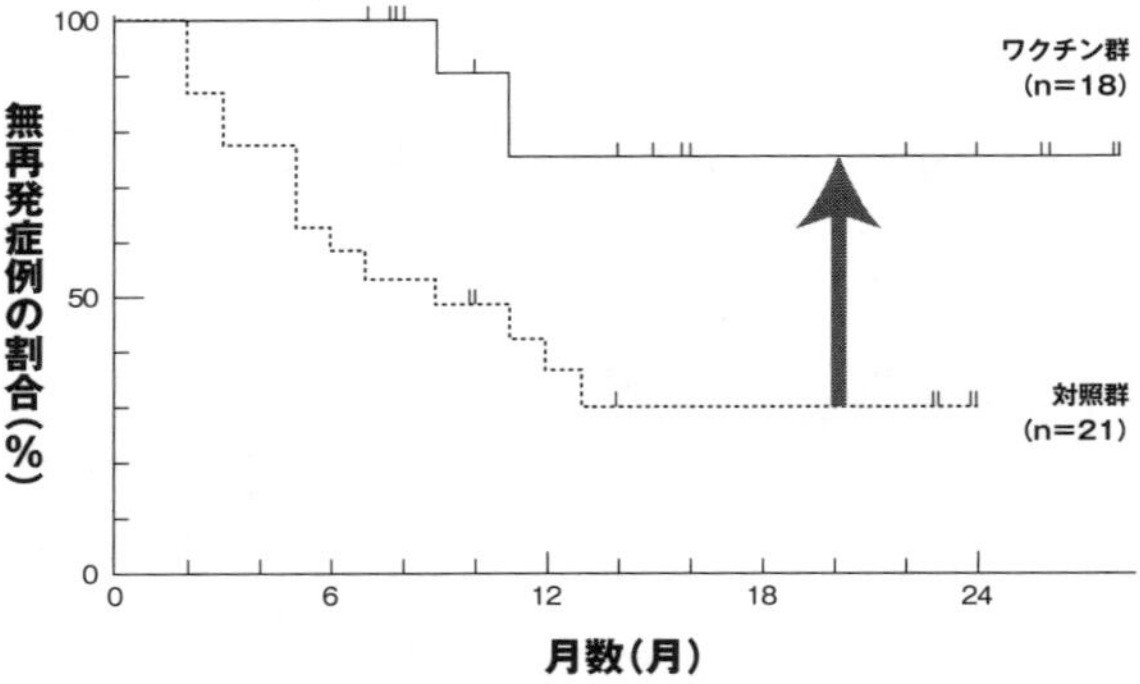

同時期に肝臓がんの手術を受けた患者さんを無作為に選び、対照群（21例）と自家がんワクチン投与群（18例）に分けて、それぞれ約15か月間にわたって追跡調査して再発頻度を比較した結果を**図20**に示しました。何もしなかった対象群の再発頻度は62％ですが、自家ワクチン投与群では17％と、再発リスクが45％減少していました。

この調査では、延命効果についての検討も行われました（**図21**）。

手術後2年間にわたって追跡調査を行ったところ、亡くなった患者さんは対照群で8例（38％）だったのに対し、自家がんワクチン投与群では1例（6％）でした。

これは自家がんワクチンを投与したことで延命効果が上がったことを示しています。

以上は、患者さんの検体から自家ワクチンをつくる会社による研究報告です。

同社が２０１６年10月13日の時点までにフォローした１７５９例のさまざまながん症例のうち、経過報告があった症例について、臨床的な印象で評価した治療成績がまとめられています（**図22**）。これによると、42・7％の症例でなんらかの改善効果が見られています（改善例＋1年以上の長期不変例）。

図21　術後肝臓がん延命効果

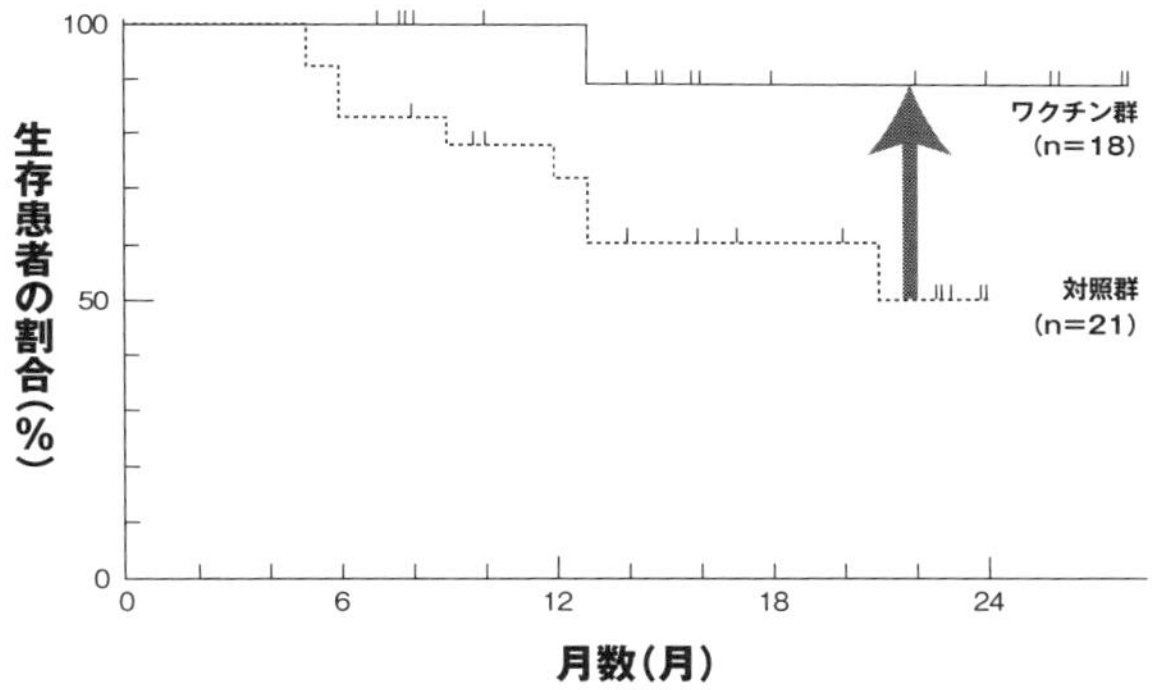

図22　自家がんワクチンの治療効果

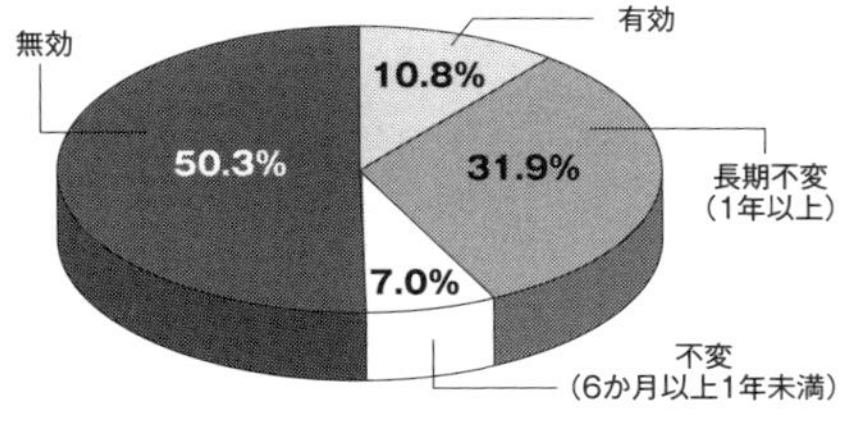

前述のように、私は某大学病院の化学療法センター長から、自家がんワクチン療法を含めたがん免疫療法について「祈祷にすぎない」と批判されたことがあります。しかし当クリニックでは、ステージⅢの膵がん患者に対し

て自家がんワクチンを施行し、その後少量の免疫チェックポイント阻害剤（ニボルマブ20mg）を2週ごとに4回投与していくことで、約4年にわたって再発がない、という症例を経験しています（症例4・140ページ参照）。

標準治療においても、がん治療の基本は患者さんの免疫力であるはずです。がんは誰が治すのか。患者さんのからだ以外にありません。権威が治すと思っているのであれば、それは患者さんを苦しめるだけの結果になりかねない、ということは指摘しておきたいと思います。

免疫抑制を解除する「免疫チェックポイント阻害剤」

免疫療法のような抗がん剤が登場

抗がん剤というと、化学物質によってがん細胞を殺す薬で、それはがん組織とともに患者さんの健康な組織にもダメージを与えるので、たとえがんの活性を弱めることができても副作用がきつい、そんなイメージが定着しています。それは本書でメインテーマとしている患者さんの免疫力も落としてしまうので、結局はがん治療にマイナスにはたらいてしまうことも多いのです。

従来のがん標準治療には、このような抗がん剤治療のコースができあがっています。「患者さんの免疫力がいちばん大事なのだから、免疫力を上げるための治療を行うべき」という発想の免疫療法は、「効果のない治療」と決めつけられていたものです。

副作用の厳しい抗がん剤、からだに優しい免疫療法と、そんなイメージも一般にはできあがっていたと思います。

しかし、そんなイメージも最近はくずされてきました。免疫システムに介入することで、免疫細胞によるがん攻撃を促進させるタイプの薬が登場し、限定はありますが、抗がん剤として保険適用となっているからです。免疫療法と同じ発想ですから、従来のがん自体を叩く抗がん剤の骨髄抑制のような強い副作用は現れません。しかし、自己免疫疾患を発症する危険性があります。

この、患者さんの免疫の仕組みを調整してがんを治療する薬は、「免疫チェックポイント阻害剤」と呼ばれます。ニボルマブ（商品名「オプジーボ」）、イピリムマブ（商品名「ヤーボイ」）などが日本でも承認されています。

免疫チェックポイント阻害剤ってナニ？

「チェックポイント」は、英語で「検問所」という意味です。免疫システムの検問所とは、どんなところなのでしょうか。

免疫は、異物を見つけて排除するからだの仕組みです。病原菌などを見つければ、その菌のための部隊が増強され、全身の免疫システムがその退治に全力を上げます。真正面から闘う細胞もあるし、化学兵器のような凶器を製造してやっつける細胞もあります。それは、結集するとものすごい威力になります。

そのものすごい力が、もしも異物ではなく自分自身のからだに向けられてしまったら、大変なことになります。

そこで、特定の免疫力が高まってきたときに、その力を「凶暴すぎて危険」と判断して抑えるポイントが必要になります。そのポイントが免疫システムの「検問所」、すなわち免疫チェックポイントなのです。

がん細胞というのはとても悪いやつで、このチェックポイントをたくみに利用します。

免疫システムががん細胞を異物とみなして、その排除のために総力を結集して戦力を上げてくると、がん細胞はＰＤ－１というタンパク質を出すのです。ＰＤ－１は検問所に対してチェックを厳しくさせる命令なので、せっかく大集合して活性化したキラーT細胞（ＣＴＬ）たちはやる気をなくし、がん細胞への攻撃力を弱めてしまうわけです。

患者さんの免疫システムががんの増殖に負けてしまう理由の一つに、このようながん細胞の「免疫逃避の術」があったのです。

保険適用は日々拡大しているが……

免疫チェックポイント阻害剤の保険適応は、どんどん拡大しています。

２０１８年5月時点における適応を並べると、根治切除不能な悪性黒色腫、切除不能な進行・再発の非小細胞性肺がん、根治切除不能または転移性の腎細胞がん、再発または難治性の古典的ホジキンリンパ腫、再発または遠隔転移を有する頭頸部がん、抗がん剤治療後に増悪した治癒切除不能な進行・再発の胃がん、となっています。

ただし、拡大したといっても適応として認められているのは、いずれも切除不能、転移性、再発性のもの、あるいは抗がん剤の効果がない場合など、ステージがかなり進行した段階ばかりです。それ以外では自由診療となり、それでも希望する患者さんは経済的に自己負担が大きくなってしまいます（最近は、やや薬価が引き下がってきています）。

症例4（140ページ）で紹介したように、当クリニックでは術後の自家がんワクチンとともに少量のニボルマブ（20㎎。肺がんや悪性黒色腫における保険適応上の使用量の約5分の1～7分の1）が再発抑制効果にひと役買ったと思われる例を経験しました。前述したように、半減期が500時間あることから、コストと相談して少量でも点滴する効果を検討してみる価値はあると思われます。

一方で、免疫チェックポイント阻害剤の投与を強く希望して来院したステージⅣの卵巣がんの患者さんに対して、自由診療でニボルマブ40㎎を投与した経験もあります。しかし、効果はまったくありませんでした。

どのようながん、あるいは疾患に対してもいえることですが、薬剤の効果を上げるためには、進行してからではなく、早期に少量でも使用することが必要です。比較的早期のがんに対しても、免疫チェックポイント阻害剤の適応が進むことを願っています。

特異的に免疫力を強化する「樹状細胞ワクチン療法」

免疫システムの情報屋

免疫細胞（白血球）には、いろいろな種類があり、それぞれ免疫システムのなかで役割が違います。そのなかでも貪食細胞と呼ばれるものは、システムからの指令なしでも、がん細胞のような異物に出会えばかまわずその場で食べてしまいます。樹状細胞やマクロファージは、そんな貪食細胞の仲間です。

貪食細胞は、免疫システム全体が異物（がん細胞）の存在に気づいていない段階でも、それを見つければ食べてしまいます。このため、貪食細胞が最初に異物の情報を得るチャンスが多くなります。そこで貪食細胞は、食べたものをほかの免疫細胞に提示して知らせ、免疫システムの全体に外敵情報を浸透させるという重要な役割を担っています。

その「情報屋」のはたらきを最も精力的に果たすのが樹状細胞です。ＣＤ４をもったＴ細胞にもＣＤ８をもったＴ細胞にも情報を与えることができ、それによってキラーＴ細胞

（CTL）とヘルパーT細胞の両方を活性できる唯一の細胞が、樹状細胞です。

白血球を採取して、樹状細胞をふやして戻す

しかし、あくまで情報屋でメインの戦闘隊員ではないので、樹状細胞の数はわずかなものです。そのわずかな細胞がたまたまがん細胞の死骸と出会って、初めてがん細胞を食べられる（情報を得られる）わけです。体内にがん細胞の死骸がなければ、がん細胞を外敵とみなす情報は免疫システム全体には伝わりません。そのうちにがんは進行し、増殖をくり返し、転移してしまうことになります。

放射線療法を行うと、治療した部位以外の転移がんが縮小することがあります。放射線が照射されたがん細胞が死滅して血液中に流れ、それを樹状細胞が食べて免疫システムへの情報提供が成功したために、転移がんへの攻撃が可能になったのです。これは「放射線のアブスコパル効果」として、すでに説明したとおりです（79ページ参照）。

がん細胞は患者さん自身の細胞であることに間違いないので、免疫システムにそれが害のある異物であることを認識させることは、けっこう難しいのです。前に説明した自家がんワクチンは、その免疫システムの認識を助けるために行う治療です。

樹状細胞ワクチン療法は、自分のがん細胞をワクチンにするのではなく、自分の血液から樹状細胞の前段階の白血球（単球）を取り出し、ふやし、そこにがん細胞の情報（一般的に得られるがん細胞のペプチド）を加えてワクチンとして患者さんのからだに接種する治療です。これによって、がん細胞に対する免疫システム全体の戦闘力が向上します。

米国では前立腺がんの治療法として認可

樹状細胞ワクチンは、血液から単球を取り出して、これを樹状細胞に培養することが必要になります。したがって自家がんワクチンよりも接種までの時間がかかりますし、コスト的にも、がん細胞の目印としてのペプチドを取り込ませる手間があり、よけいに費用がかかります。

米国では２０１０年に前立腺がんに対する樹状細胞ワクチンの延命効果が証明され、認可されました。自家がんワクチン同様、がん細胞だけを狙い撃ちする免疫システムを強化できる特異的な治療ですから副作用もありません。標準治療において、もはや治療の方法がないとされるような段階でも、予後やＱＯＬの改善が期待できます。

一つの選択肢として考慮する価値のある治療法といえるでしょう。

がん細胞のアポトーシスを誘導する「低分子フコイダン」

がん専門医の思い、患者さんの思い

がん専門医は、科学的根拠のある治療法（標準治療）にのっとってがん治療を行います。このため、いかに効果があっても国に認可されるような科学的根拠を提示しえない治療法については、無視せざるをえない立場にあります。あるいは、それを無視することが自分たちの権威と考えているのかもしれません。

しかし患者さんにとっては、現代医学では治らなかったけれど代替療法で治ったということでも、なんの問題もないわけです。要は治ればいいわけです。

その患者さんの立場に立てば、現代医学の標準治療を補完する目的で、有効性が確認されている健康食品を利用できるのであれば、患者さんにおすすめして選択肢の一つにしていただくべきだと私は考えています。

アポトーシスの誘導、免疫細胞の活性化

フコイダンは、モズク、コンブ、ワカメなどの海藻類に含まれる、ぬるぬるのもととなる成分です。がん治療の補完療法と称する健康食品は多く存在しますが、研究成果が論文として認められた科学的根拠あるものとしては、低分子フコイダンが最も信頼性が高いと考えられます。

九州大学の白畑實隆名誉教授は、十数年の年月をかけて低分子フコイダンの抗がん作用について研究を重ねてこられました。１９９６年、白畑先生らの研究グループは日本癌学会にて、モズク由来の低分子フコイダンががん細胞にはたらきかけてアポトーシス（がん細胞の自殺）を誘導することを報告しています。

また、現在までの実験では、低分子フコイダンの内服によりがん細胞を攻撃する免疫細胞、ＮＫ細胞やキラーT細胞（ＣＴＬ）の活性が向上することが報告されています。

4つの有効作用で、がんを抑制

同じフコイダンでもさまざまなものが販売されています。白畑先生はマウスを用いた実

験で低分子フコイダンと高分子フコイダンを使って効果を比較したところ、低分子フコイダンを投与したグループにおいてがん細胞の増殖抑制効果が持続し、有意な延命効果を認めたと報告しています。

また、がん細胞が増殖のために必要な血管新生のために必要なＶＥＧＦ（血管内皮細胞増殖因子）に注目し、ヒトの子宮がん細胞に低分子フコイダンを投与したところ、ＶＥＧＦの発現が抑制されることがわかりました。低分子フコイダンはがんの血管新生をジャマすることによって、がん細胞の増殖にブレーキをかけていることが示されたのです。

低分子フコイダンの有効性は、以下の４点にまとめられます。

①がんに対するアポトーシス作用
②がん増殖抑制作用
③免疫力強化作用
④血管新生抑制作用

ＮＰＯフコイダン研究所のホームページに、低分子フコイダンの基礎実験、臨床報告が記載されています。興味のある方は参考にしてください（http://www.fucoidan-life.com/）。

先進情報編——臨床試験を試してみるのも一つの方法

全国で行われているがんの臨床試験

ここまでくり返し述べてきたように、がんの標準治療は、科学的根拠のあるベストの治療として患者さんに提供されています。薬剤の開発や手術方法の向上などにより、近年ではがんの治療成績は明らかに改善しています。

一方で、抗がん剤治療によって治療の継続が困難となるような強い副作用が現れたり、抗がん剤では完全に治癒することは難しい症例が多いなど、まだまだたくさんの課題も残っています。

現代医学は、つねに前進してこれらの課題をクリアしようとしています。大学病院やがんセンターでは、さらに新しい治療法の科学的根拠を求めて、さまざまな治験が行われています。治験というのは、実験レベルで高い効果の可能性が期待できる治療法を実際の患者さんの治療に応用してみて、どのくらいの効果が上がるかを調べることです。その結果を積み重ねることによって、科学的根拠となっていくわけです。

標準治療の範囲で「もう治療の方法がない」という判断を下され、本書で紹介したようなほかの治療法を探してみたが、さまざまな理由で選択の判断ができかねているような場合には、全国的に行われている治験のなかから選択して、受けてみることも一つの方法だと思います。

国立がん研究センターのウェブサイトの「がん情報サービス（ganjoho.jp）」には、地域別、臓器別に、どのようながん臨床試験が行われているかが紹介されているページがあります（https://ganjoho.jp/public/dia_tre/clinical_trial/search/search1-1.html）。情報量が多いのですが、受診を検討できるものが見つかるかもしれません。

そのなかから、私の大学院時代の基礎研究に近い内容で、からだへの負担が少なく、効果が見込めるものを一つ紹介します。

樹状細胞に糖脂質を負荷、NKT細胞の活性化に成功

千葉大学医学部附属病院では、NKT細胞免疫治療の治験が行われています。

ナチュラルキラーT（NKT）細胞は、T細胞のなかでもごく一部（0・1％以下）に

現れるリンパ球です。その存在が知られるようになったのは1980年代の半ばごろですが、最近になってNKT細胞が強力な抗がん作用を示すことがわかってきて、大きく注目されるようになりました。

NKT細胞がユニークなのは、自然免疫と獲得免疫の橋渡しをすることです。これによって免疫システム全体の抗がん力を飛躍的に増強するのです。

自然免疫と獲得免疫の橋渡しとは、どういうことでしょうか。

自然免疫というのは、マクロファージや樹状細胞、あるいはNK細胞のように、免疫システムからの指令がなくても単独で行動して手当たり次第に異物を食べてしまう免疫です。迅速で凶暴な免疫細胞は頼もしいのですが、数は少なく、すべてが一対一の闘いですから、戦力的にはあまり外敵の脅威にはなりません。

自然免疫の次に発動するのが、獲得免疫です。異物情報にしたがってキラーT細胞（CTL）を結集させ、武器となる化学物質をつくり、強力な軍隊を整備するわけです。

NKT細胞は、自然免疫としてがん細胞を攻撃するやいなや、大量のサイトカインを産生し、樹状細胞の成熟化も促してほかのT細胞を活性化させ、一気にがん細胞への攻撃態勢を整えます。こうして、非常に強力な抗がん作用を発揮するのです。

治験では、生存期間が有意に延長した

千葉大学では、このＮＫＴ細胞の強力な抗がん活性に注目し、肺がん、頭頸部がんの患者さんを対象に「ＮＫＴ細胞免疫療法」の臨床試験を行っています。

治療のやり方は樹状細胞ワクチンと同様ですが、患者さんの血液（単球とリンパ球）から培養した樹状細胞にＮＫＴ細胞を活性化させる情報（糖脂質）が加えられる点で新しいものといえます。これをワクチンとして患者さんの体内に戻すことで、ＮＫＴ細胞が活性化し、抗がん作用を発揮することを期待するわけです。

ワクチンを接種した患者さんから血液を採取すると、ＮＫＴ細胞だけでなくＴ細胞全体の数も有意に増加していることが認められています。また、採取されたＮＫＴ細胞には患者さんのがん細胞に攻撃を加える特異的な免疫反応が検出されました。

このＮＫＴ細胞免疫療法を、標準治療後の切除不能進行期（または再発非小細胞がん）の患者さんに行ったところ、ＮＫＴ細胞の免疫学的反応が増加した群で、有意に全生存期間の延長が得られています。

先進医療としての認可が進んでいる

こうした研究成果から２０１１年、進行・再発非小細胞性肺がん患者さんに対して、ＮＫＴ細胞免疫療法が先進医療として承認されました。また翌２０１２年には、進行頭頸部がん標準治療後完全寛解の患者さんに対する先進医療として承認されました。

肺がんに対する臨床試験は終了していますが、頭頸部がんに対する臨床試験は現在（２０１８年8月現在）も行われています。

ＮＫＴ細胞免疫療法は、新しいがん治療として期待される治療法で、現在もさらなる効果増強に向けて新たな研究が進められているところです。このような先進医療を治験として受けることも、費用対効果のうえで選択肢の一つになるのではないかと考えます。

おわりに

私は産業医科大学病院耳鼻咽喉科での卒後研修後、熊本大学医学部大学院の西村泰治教授の研究室を見学させていただいたとき、その人柄にひかれ、卒後5年目の2002年から地元の熊本大学医学部大学院の免疫識別学講座に入学しました。

他大学出身者として外様の私ですが、熊本大学耳鼻咽喉科の湯本英二教授のご厚意に預かり、大学院で研究をさせていただきながら、耳鼻咽喉科の勉強もあわせてさせていただきました。

大学院卒業後は2008年まで同大学耳鼻咽喉科で働くことになり、外来ではめまいを中心に（めまいについては、2017年に現代書林さんより『専門医がやさしく教えるめまいの治療』を出版しています）、病棟では主に頭頸部がん患者さんの主治医をさせていただきました。そのとき、抗がん剤治療や放射線治療の勉強をしました。

話は戻りますが、当時のがん免疫療法は「T細胞を活性化させ、がんを攻撃する」という考え方が主流でした。私は大学院の西村泰治教授、千住覚准教授（現在は iPS細胞を用いた樹状細胞による腫瘍免疫の研究をされています）の下で、当時、最先端だったマウスES細胞に、モデルがん抗原遺伝子とT細胞（新たな抗原に反応できるものや、すでに活性化したものなど）を引き寄せる作用があるケモカイン遺伝子を、ともに電気穿孔法にて遺伝子導入し、遺伝子導入が成功したES細胞から分化誘導した樹状態細胞を用いた腫瘍免疫の研究を行い、2005年3月に「遺伝子改変ES細胞に由来する樹状細胞による抗腫瘍免疫の誘導」という学位論文にて学位をいただきました。

これは腫瘍免疫をいかに高めるかを中心とした研究で、腫瘍を攻撃するT細胞を抑制する分子をブロックするという、現在の主流となっている免疫療法とはまったく逆方向の研究でした。しかし、免疫識別学講座で学んだ腫瘍免疫の基礎知識が、一診療所の開業医になってからも、がん治療に携われることをとても嬉しく感じています。

熊本大学医学部大学院免疫識別学講座の西村泰治教授、また直接研究の「イロハ」からご指導をいただいた千住覚准教授には大変感謝いたしております。

また大学院に同時に入学し、当時ともに研究した盟友として、平田真哉先生（現熊本大学病院膠原病内科助教）、熊本高校の同級生であり、大学院で偶然出会えた吉武義泰先生（前熊本大学病院歯科口腔外科助教、現伊東歯科口腔病院診療科長）とともに切磋琢磨し、研究できたことがこれまでの成果につながり、両先生にもとても感謝しております。

さらに、高周波ハイパーサーミア、高気圧酸素治療装置などの医療器具の操作を習得してくれた当院看護スタッフにも感謝いたします。最後に出版のお手伝いをいただいた現代書林のスタッフの方々にも御礼申し上げます。

がん患者さんやそのご家族の参考になれば幸いです。

著者記す

ステージⅣでも希望《きぼう》がもてる
がん温熱療法《おんねつりょうほう》＋高圧酸素療法《こうあつさんそりょうほう》

2018年10月3日　初版第1刷

著　者……………………松吉秀武《まつよしひでたけ》
発行者……………………坂本桂一
発行所……………………現代書林
〒162-0053　東京都新宿区原町3-61　桂ビル
TEL／代表 03(3205)8384
振替／00140-7-42905
http://www.gendaishorin.co.jp/
カバーデザイン……………吉崎広明（ベルソグラフィック）
カバーイラスト……………にしだきょうこ（ベルソグラフィック）
編集協力……………………有限会社　桃青社

印刷・製本：㈱シナノパブリッシングプレス
乱丁・落丁本はお取り替えいたします

定価はカバーに
表示してあります

ISBN978-4-7745-1726-1　C0047